당뇨병
아는 만큼
고칠 수 있다

『糖尿病 高血糖・ヘモグロビンA1c・合併症 糖尿病治療の名医が教える最高の治し方大全 聞きたくても聞けなかった142問に専門医が本音で回答!』(文響社)

TOUNYOUBYOU KOUKETTOU · HEMOGLOBINA1c · GAPPEISHOU TOUNYOUBYOU CHIRYOU NO MEII GA OSHIERU SAIKOUNO NAOSHIKATA TAIZEN KIKITAKUTEMO KIKENAKATTA 142MON NI SENMONI GA HONNE DE KAITOU!

Original Japanese edition published by Bunkyosha Co., Ltd., Tokyo, Japan
Korean edition published by arrangement with Bunkyosha Co., Ltd.
through Japan Creative Agency Inc., Tokyo, and Eric Yang Agency, Seoul

당뇨병 아는 만큼 고칠 수 있다

알아두면 평생 든든한
당뇨병 전문가의 142가지 질문과 답

오다와라 마사토 외 지음 | **최려진** 옮김

아침사과

권두부록

당뇨병을 개선하는 식사법

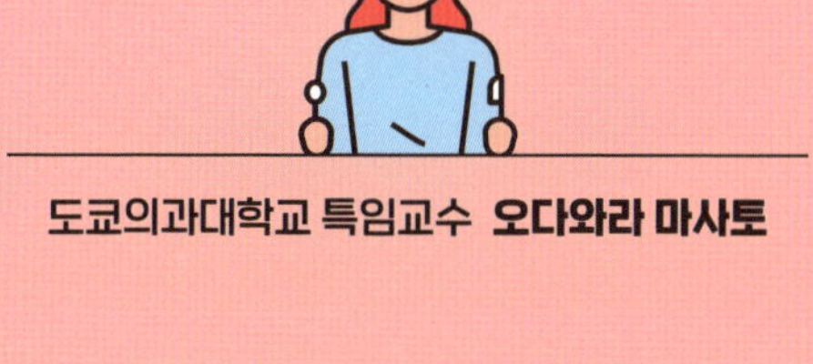

도쿄의과대학교 특임교수 **오다와라 마사토**

식사법을 살짝 바로잡는 것만으로!
식후혈당 상승을 억제하는 식사법 5법칙

당뇨환자는 과식하거나 빠르게 먹으면 식후혈당이 급격하게 상승합니다. 이것을 방지하려면 인슐린의 혈당처리능력을 초과하지 않도록 식사량을 위(胃)의 80퍼센트만 채우는 정도로 제한하고, 천천히 씹어 먹는 것이 중요합니다.

식사 순서를 바꾸기만 해도 혈당 상승을 억제할 수 있다는 것이 밝혀졌습니다. 처음에 식이섬유가 많은 채소나 해조류를 먹고, 마지막에 당질이 많은 밥을 먹으면 밥에 함유된 당질의 흡수를 먼저 섭취한 식이섬유가 억제해주는 원리입니다.

그밖에도 혈당 상승을 억제하는 효과적인 식사 요령이 있어 소개하니 매일 식사에 적용해보면 도움이 될 것입니다.

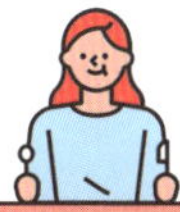

법칙1

채소 → 국 → 육류·생선 → 밥 순서로 먹는다

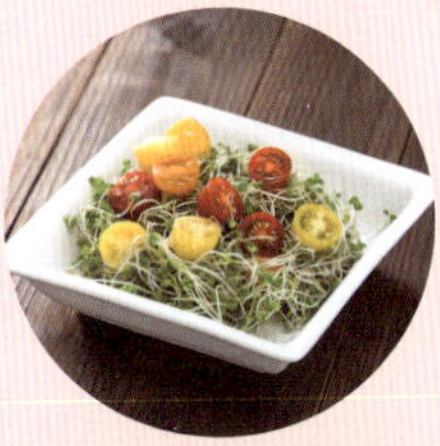

① 채소 등 반찬과 샐러드

식사의 첫 순서로 채소나 해조류를
충분히 먹어서 식이섬유를 섭취한다.

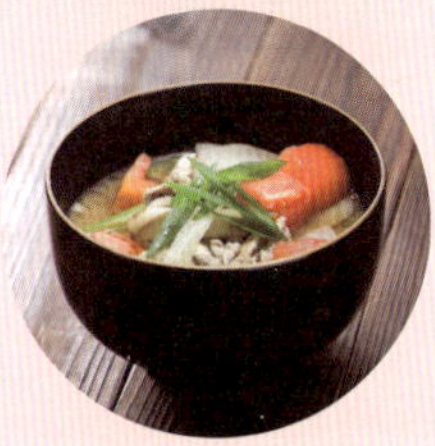

② 국

채소나 해조류가 많이 들어간
건더기 많은 된장국이 좋다.

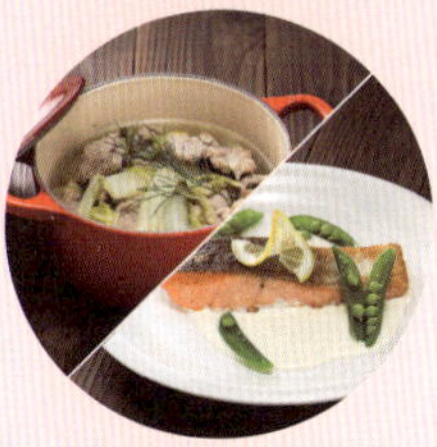

③ 육류나 생선 등 주요리

육류나 생선으로 단백질을 보충하여
근육량이 줄지 않도록 한다.

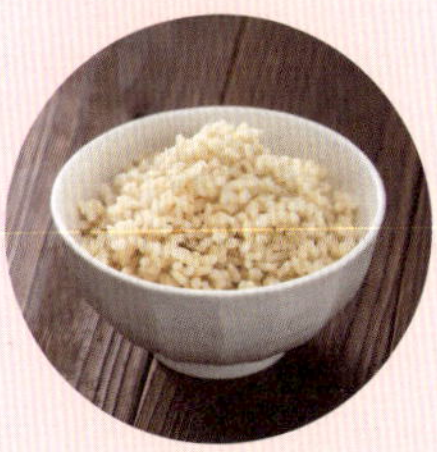

④ 밥

"반드시 마지막에!"

마지막에 밥을 먹으면 처음에 섭취한
식이섬유가 당질 흡수를 억제해준다.
밥은 남겨도 좋다.

법칙2

1국 2찬이 기본! 꼭꼭 씹어서 천천히 먹자

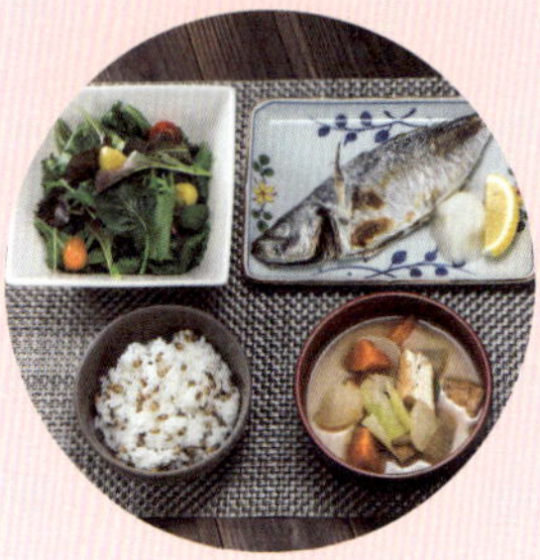

식사는 국 하나에 반찬 두 가지 또는 국 하나에 반찬 세 가지를 기본으로 한다. 당질 외에 단백질과 지질, 비타민, 미네랄, 식이섬유 등 골고루 영양을 섭취하는 것이 중요하다. 당뇨환자는 인슐린 분비가 늦는 경향이 있으므로 꼭꼭 씹어서 천천히 먹는다.

"에너지 필요량 이하로!(Q93 참조)"

법칙3

밥은 200g 이하로, 흰쌀밥보다 색깔 있는 밥을 선택한다

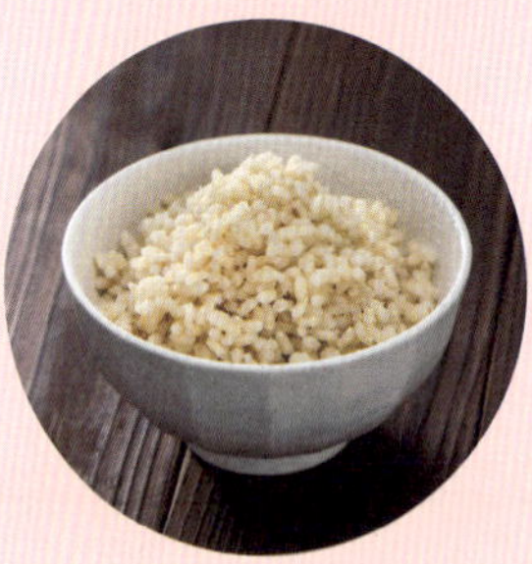

흰쌀밥은 당질 덩어리이다. 가능하면 오분도미나 현미를 넣은 밥, 잡곡을 섞은 밥, 통곡물빵 등이 좋다. 입구가 넓고 바닥이 얕은 그릇에 밥을 담으면 200g 이하라도 풍성해 보여서 만족스럽게 느낄 수 있다.

"다 먹기 힘들면 밥은 남긴다!"

법칙4

채소와 해조류, 버섯을 풍성하게 먹는다

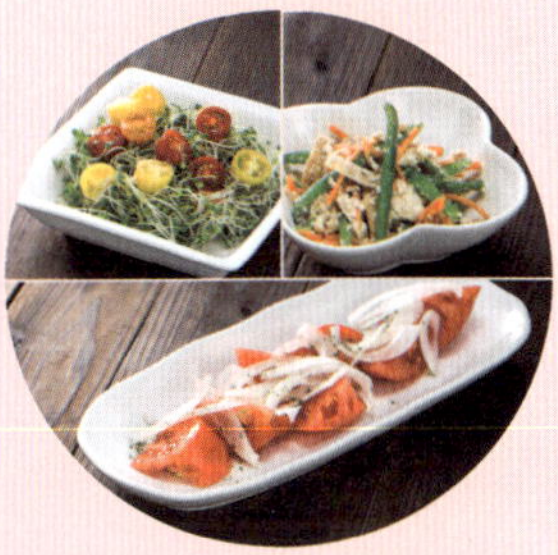

채소와 해조류, 버섯류에는 식이섬유가 풍부하다. 식사의 처음에 채소샐러드를 충분히 먹거나 해조류나 버섯이 많이 들어간 국을 먹으면 당질 흡수가 억제되기 때문에 식후혈당의 상승이 완만해질 수 있다.

법칙5

국에는 건더기를 많이! 육수를 내어 사용해 염분을 줄인다

당뇨환자는 합병증으로 고혈압도 생기기 쉬우므로
염분을 줄이는 것이 중요하다.
국물은 멸치 육수 등을 내서 만들면 소금을 적게 넣어도
감칠맛을 낼 수 있다.
저염간장이나 저염된장 등을 사용해서 염분을 줄이는 것도 좋다.

이렇게 하면 간단하다!
혈당 조절에 도움이 되는
아침 · 점심 · 저녁 식사 레시피

식후혈당 상승을 완만하게 조절하려면 섭취 칼로리를 자신의 추정 에너지 필요량보다 낮게 유지하는 것이 중요합니다. 인슐린은 당질뿐 아니라 지질 등의 대사에도 쓰이므로 과식하면 섭취한 칼로리를 충분히 소비할 수 없게 되기 때문입니다.

여기서는 우선 아침 · 점심 · 저녁 식사 메뉴를 소개하고, 이어서 주요리, 반찬, 샐러드, 국의 레시피를 살펴보겠습니다. 칼로리 양과 염분량도 표시했으니 추정 에너지 필요량에 맞추어 몇 가지 메뉴를 자유롭게 조합하여 구성하면 좋을 것입니다.

아침 · 점심 · 저녁 식사 메뉴를 정하는 법

1. 하루의 추정 에너지 필요량을 산출한다.

산출 방법은 Q93 참조

2. 아침·점심·저녁 식사의 양을 거의 균등하게 배분한다.

'아침 3 : 점심 4 : 저녁 3' 비율이 이상적

3. 아침·점심·저녁 식사 메뉴를 선택한다.

주요리 1가지, 반찬 1, 2가지, 국 1가지를 다음에 소개한 메뉴들 중에서 선택한다.

• 세 끼 배분 예시

하루 추정 에너지 필요량	아침 식사	점심 식사	저녁 식사
1600kcal	520	560	520
1500kcal	480	520	500
1400kcal	450	500	450

• 반찬으로 섭취할 에너지양

예) 하루 추정 에너지 필요량이 1500Kcal인 경우

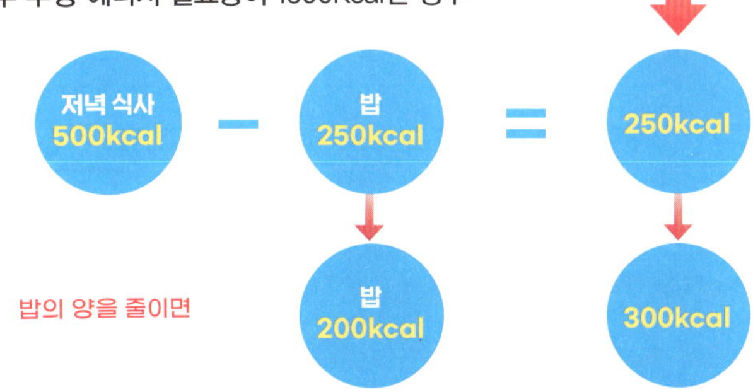

햄에그에 낫토를 곁들인 잡곡밥

아침 식사 메뉴

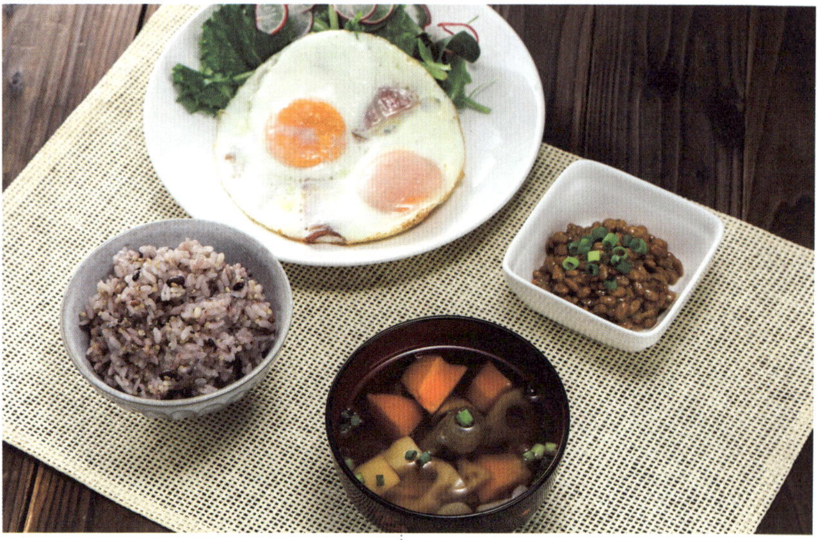

햄에그 145kcal(1인 달걀 1개 기준으로 계산), 염분 0.5g

- **재료(1인분)** 햄 2장 / 달걀 2개 / 샐러드유 1/2큰술 / 채소 적정량
- **만드는 법**
  1. 햄은 4등분한다. 프라이팬에 샐러드유를 두르고 햄을 올려 중불로 조절한다.
  2. 기름이 따뜻해지면 달걀을 깨어 넣고 뚜껑을 덮어 취향에 맞게 익힌다.

낫토 100kcal, 0.6g

낫토 1팩에 적당량의 파를 송송 썰어 얹는다.

잡곡밥 150g, 203kcal

- **재료(1인분)** 쌀 1홉 / 잡곡 1큰술 / 물 215cc
- **만드는 법** 쌀을 씻어서 체에 밭쳐 불린 후 잡곡을 섞어 밥을 짓는다.

뿌리채소 맑은장국 112kcal, 염분 1.0g

- **재료(1인분)** 다시마육수 2컵 / 간장 1큰술 / 맛술 1큰술 / 당근 40g / 죽순 찜 40g / 곤약 40g / 우엉 10cm / 연근 30g / 파 약간
- **만드는 법**
  1. 채소는 먹기 좋은 크기로 자른다. 곤약은 얇게 썰어 뜨거운 물을 끼얹은 뒤 물기를 제거한다.
  2. 냄비에 육수와 재료를 넣고 중불로 끓이다가 끓어오르면 약불로 조절한다. 간장, 맛술을 넣고 소금으로 간을 맞춘다.
  3. 그릇에 담고 송송 썬 파를 첨가한다.

닭가슴살 겨자무침과 두부완자 조림과 현미밥

점심 식사 메뉴

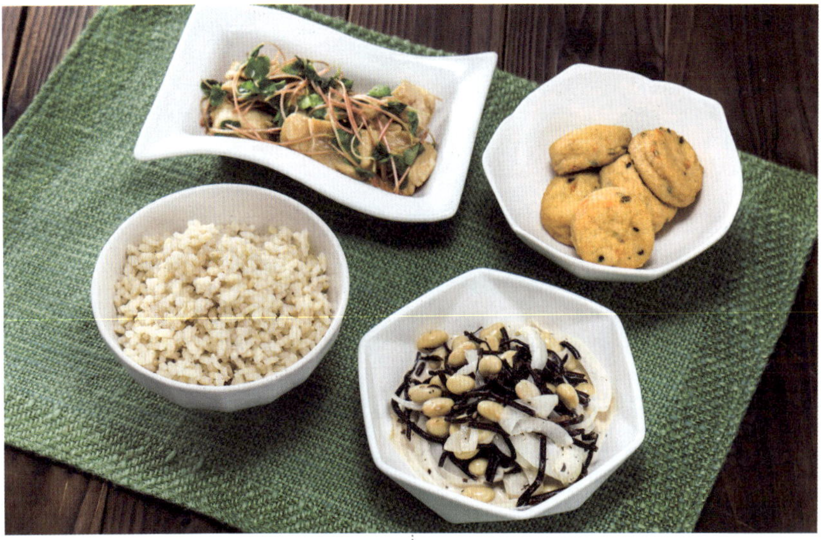

닭가슴살 겨자무침 80kcal, 염분 1.3g

- **재료(1인분)** 닭가슴살 2덩어리 / 메밀순 1/2다발 / 겨자 1작은술 / 간장 1큰술
- **만드는 법**
  1. 닭가슴살은 그릴에서 살짝 구워 어슷하게 썬다.
  2. 메밀순은 밑동을 자른다. 겨자와 간장으로 양념한다.

두부완자 조림 136kcal, 염분 1.6g

- **재료(1인분)** 두부완자(작은 것) 200g / 맛간장 2큰술 / 물 100cc
- **만드는 법**
  1. 두부완자는 살짝 데쳐서 채반에 둔다.
  2. 맛간장과 물을 냄비에 넣고 끓이다가 두부완자를 넣어 국물이 졸아들 때까지 조린다.

대두와 톳 샐러드 128kcal, 염분 0.8g

- **재료(1인분)** 대두 통조림 80g / 생톳 20g / 양파 1/2개 / 마요네즈 1큰술 / 간장 1작은술
- **만드는 법**
  양파는 슬라이스하고 볼에 모든 재료를 넣어 마요네즈와 간장으로 버무린다.

현미밥 150g, 275Kcal

- **재료(1인분)** 현미 1홉 / 물 250cc
- **만드는 법**
  현미는 씻어서 6시간 동안 물에 불린 후 밥을 짓는다.

전갱이 소금구이와 샐러드와 찰보리밥

저녁 식사 메뉴

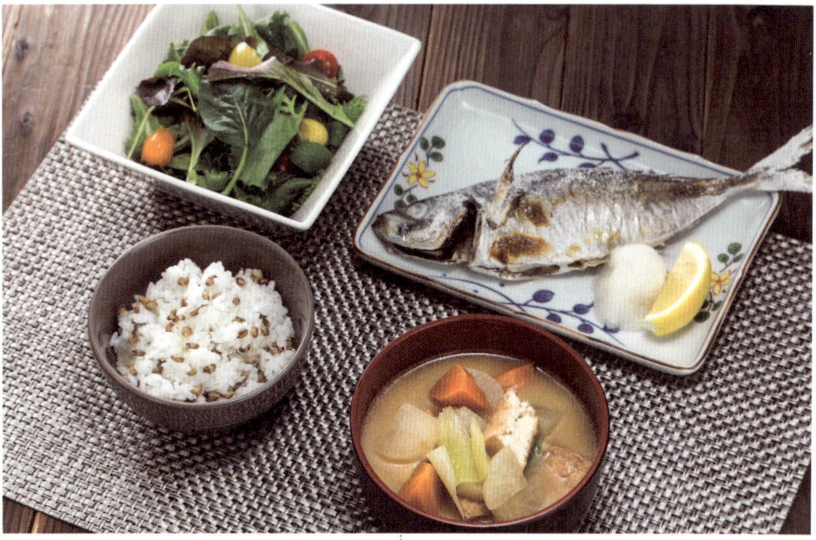

된장국 109kcal, 염분 1.2g

- **재료(1인분)** 당근 40g / 무 60g / 파 1/4대 / 유부 1매 / 가다랑어포 육수 2컵 / 된장 1큰술
- **만드는 법**
  1. 당근은 한입 크기로 썰고, 무는 두께 5mm 정도의 부채꼴로, 파는 어슷썰고, 유부는 뜨거운 물을 끼얹은 후 얇게 썬다.
  2. 냄비에 가다랑어포를 넣고 당근을 넣은 후 불을 켜고 끓어오르면 무를 넣고 무가 익었을 때 파와 유부를 넣는다.
  3. 된장을 풀어 넣어 완성한다.

전갱이 소금구이 98kcal, 염분 0.8g

- **재료(1인분)** 전갱이 1마리 / 소금 적정량 / 무 100g / 레몬 1/4개
- **만드는 법**
  1. 전갱이는 내장과 피를 제거한 후 깨끗이 씻어 물기를 제거하고 소금을 뿌린다.
  2. 무는 갈고, 레몬은 세로로 길게 자른다.
  3. 전갱이의 물기를 꼼꼼히 제거하고 소금을 뿌려 그릴에서 앞뒤로 굽는다.
  4. 접시에 담고 간 무와 레몬을 곁들여 낸다.

샐러드 75kcal

- **재료(1인분)** 새싹채소 1팩 / 방울토마토 8개 / 프렌치드레싱 1큰술
- **만드는 법**
  새싹채소를 씻어 담고 반으로 자른 방울토마토를 추가하여 드레싱을 뿌린다.

찰보리밥 204kcal

- **재료(1인분)** 쌀 1홉 / 찰보리 2큰술 / 물230cc
- **만드는 법**
  쌀과 찰보리를 섞어 씻고 물에 담가 30분 이상 두었다가 밥을 짓는다.

돼지안심과 배추 화이트와인 찜

주요리 200kcal

205kcal, 염분 1.0g

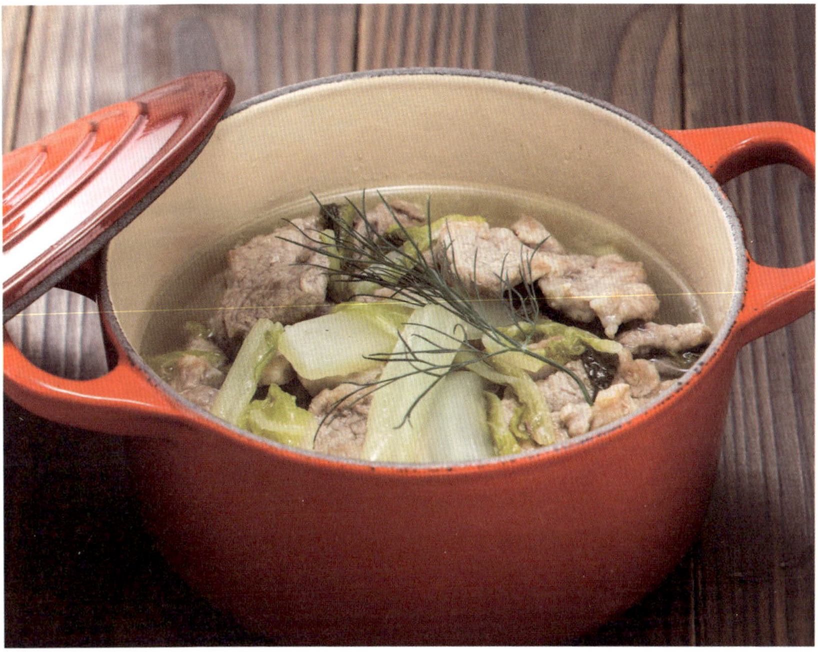

· 재료(1인분)

돼지안심 200g / 소금, 후추 약간 / 올리브오일 1큰술 / 배추 200g / 화이트와인 1컵 / 딜 약간

· 만드는 법

1. 돼지안심에 소금과 후추를 뿌린다.
2. 돼지안심을 냄비에 넣고 올리브오일을 둘러 돼지안심 양면을 살짝 굽는다.
3. 냄비에 배추와 화이트와인을 넣고 돼지안심과 함께 푹 익힌다.
4. 완전히 익으면 소금과 후추로 간을 한다.
5. 딜을 얹어 장식한다.

연어 소테와 레몬요거트 소스

주요리 180kcal

188kcal, 염분 1.2g

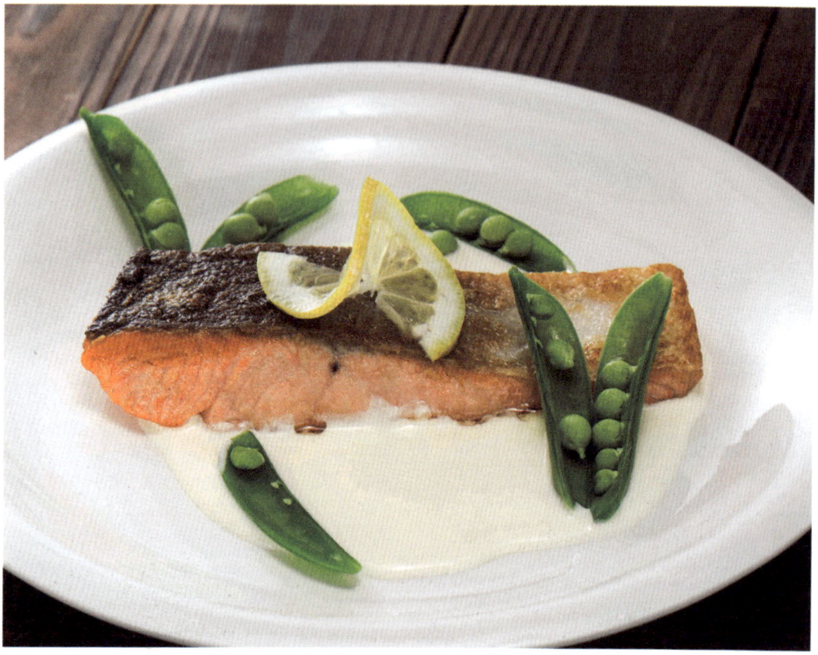

• 재료(1인분)

생연어 1조각 / 소금, 후추 약간 / 레몬즙 1큰술 / 요거트 2큰술 / 올리브오일 1큰술 / 완두콩 적당량 / 레몬 적당량

• 만드는 법

1. 연어에 소금과 후추를 뿌린다.
2. 연어를 프라이팬에 놓고 올리브오일을 둘러 껍질부터 구운 후 뒤집어서 완전히 익힌다.
3. 요거트와 레몬즙을 섞어 살짝 데워 소스를 만들고 구운 연어에 끼얹는다.
4. 완두콩을 데쳐서 연어에 곁들인다.
   슬라이스한 레몬을 얹어 장식한다.

익힌 닭가슴살과 아스파라거스 참깨드레싱 샐러드

주요리 160kcal

165kcal, 염분 1.8g

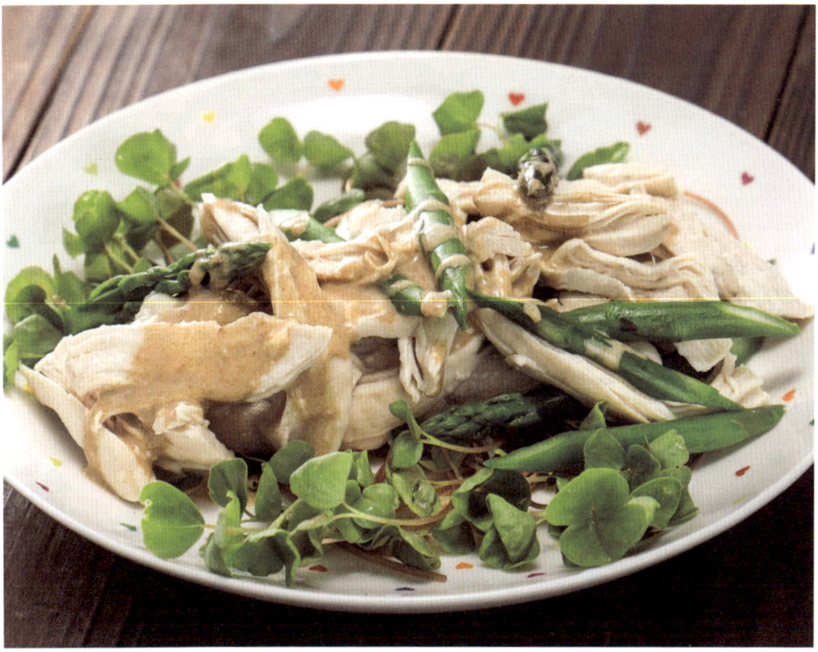

• 재료(1인분)

닭가슴살(껍질이 없는 것) 1/2매 / 술 1큰술 / 아스파라거스 4대 / 메밀순 1팩
소스: 마요네즈 2큰술, 참깨드레싱 1큰술, 간장 1큰술

• 만드는 법

1. 닭가슴살을 내열용기에 넣고 술을 끼얹는다. 랩으로 덮어 전자레인지에서 익힌다.
2. 익힌 닭가슴살은 랩을 제거하지 말고 그대로 식힌다.
3. 쪄낸 국물에 닭가슴살을 찢어넣는다.
4. 메밀순은 뿌리를 제거한다. 아스파라거스는 소금을 넣고 살짝 데쳐 어슷하게 자른다.
5. 채소(메밀순과 아스파라거스)와 닭가슴살을 접시에 담고
   소스(마요네즈, 참깨드레싱, 간장)를 끼얹어 완성한다.

흑초 소스 가다랑어와 향미야채

주요리 120kcal

112kcal, 염분 0.8g

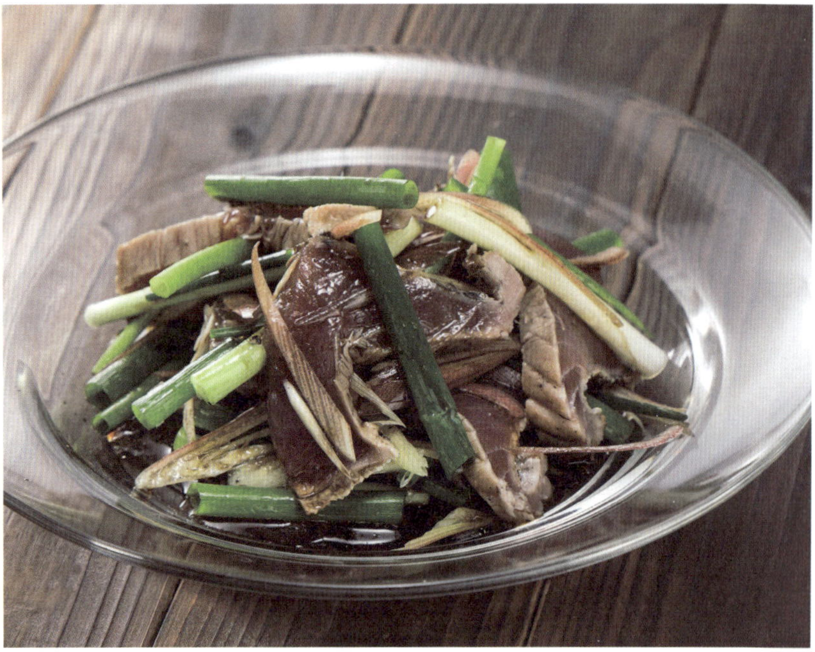

• 재료(1인분)

가다랑어 150g / 파 4대 / 양하 1개
소스: 흑초 1큰술, 참기름 1큰술, 간장 1큰술

• 만드는 법

1. 가다랑어는 얇게 자르고, 파는 4cm 길이로 자른다. 양하는 얇게 어슷썬다.
2. 자른 재료(가다랑어, 파, 양하)를 모두 볼에 넣어 소스(흑초, 참기름, 간장)로 버무린다.
3. 요거트와 레몬즙을 섞어 살짝 데워 소스를 만들고 구운 연어에 끼얹는다.
4. 그릇에 담아 완성한다.

반찬 100kcal 이상

소송채 땅콩 무침

152kcal, 염분 0.8g

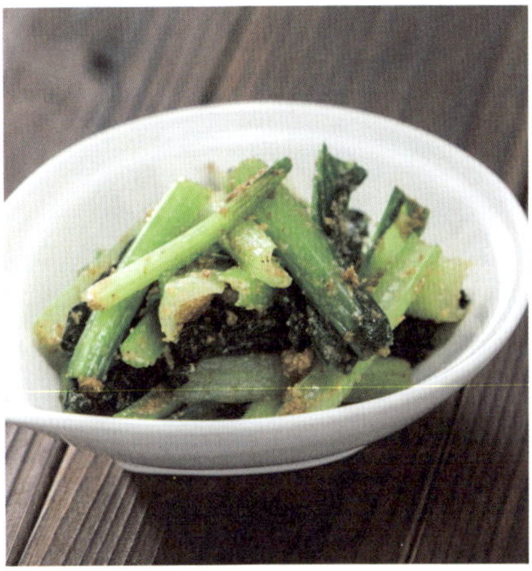

・재료(1인분)

소송채 160g / 땅콩 20g /
설탕, 간장 각 1큰술

・만드는 법

1. 소송채는 소금을 넣고
   살짝 데친 후 물기를 짠다.
2. 땅콩은 가늘게 자르거나 절구에 빻는다.
3. 소송채를 4cm 길이로 잘라
   땅콩, 설탕, 간장을 섞어 버무린다.

메추리알 누룩간장 장아찌

196kcal, 염분 0.7g

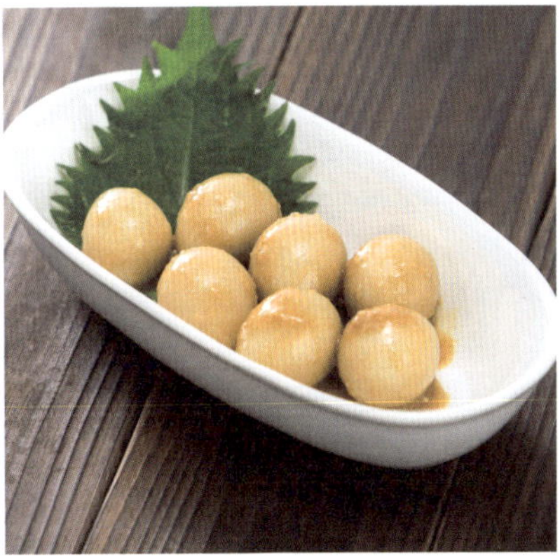

・재료(1인분)

메추리알 200g / 차조기 잎 2, 3매 /
누룩간장 1큰술

・만드는 법

1. 메추리알을 삶는다(달걀도 가능).
2. 비닐봉지에 메추리알과 누룩간장을 넣고
   밀봉하여 냉장고에서 몇 시간 동안 절인다.
3. 접시에 담아내고
   차조기잎을 곁들여 완성한다.

반찬 100kcal 이하

곤약 고추볶음

35kcal, 염분 0.6g

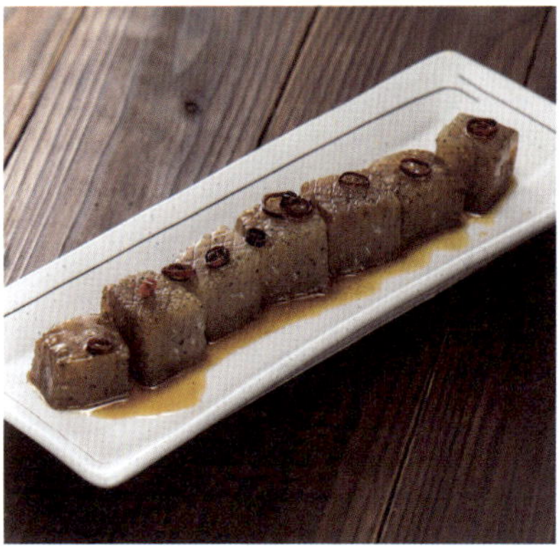

· 재료(1인분)

곤약 1매 / 참기름 1큰술 / 고추 썬 것 적당량
소스: 맛술, 술, 간장 각각 1큰술

· 만드는 법

1. 곤약은 전체적으로 격자모양 칼집을 넣어 2cm 폭으로 자른다.
2. 자른 곤약을 살짝 데치고 물기를 제거한다.
3. 냄비에 고추 썬 것과 참기름을 넣고 가열하다가 곤약을 넣고 강불로 볶는다. 소스를 넣어 수분을 날리듯 볶는다.

풋강낭콩과 당근 무침

86kcal, 염분 0.7g

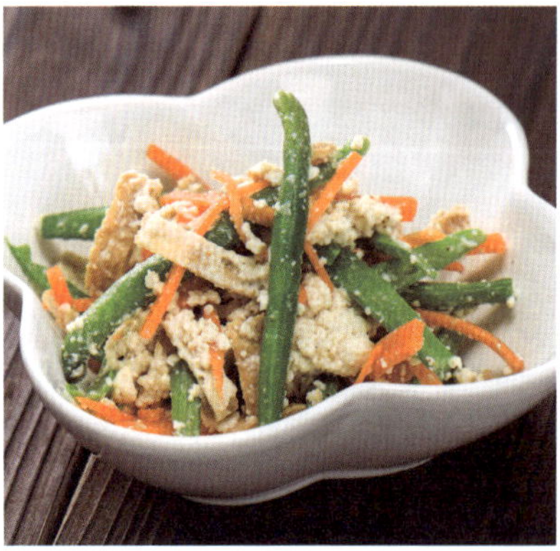

· 재료(1인분)

두부튀김 1/2매 / 강낭콩 8가닥 / 당근 40g / 참깨가루 2큰술 / 설탕, 간장 각 1큰술 / 소금 약간

· 만드는 법

1. 당근은 길게 썰고, 강낭콩은 심지를 제거하여 어슷하게 자른다.
2. 냄비에 물을 끓여 풋강낭콩과 당근을 살짝 데치고 그 물을 두부튀김에 끼얹어 유분을 제거한다.
3. 두부튀김의 테두리는 얇게 잘라내어 가늘게 썰고 두부 속은 절구에 찧는다. 참깨를 넣어 다시 찧고 설탕과 간장, 소금으로 양념한다.
4. 풋강낭콩과 당근을 더하여 무쳐내면 완성이다.

소고기 양상추 볶음밥 395kcal, 염분 1.2g

밥/면류

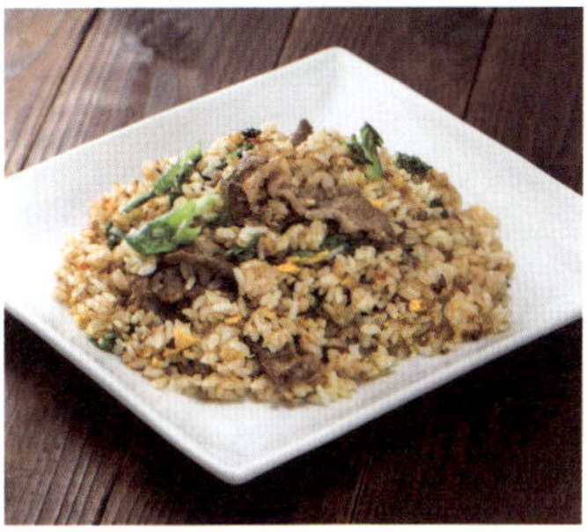

· 재료(1인분)

소고기 80g / 양상추 100g / 참기름 2큰술/ 달걀 2개 / 파 5cm / 소금, 후추 약간 / 간장 1큰술 / 밥 2인분

· 만드는 법

1. 소고기는 작게 자르고, 양상추는 한입 크기로 찢는다. 파는 잘게 썬다. 볼에 밥과 달걀을 넣어 가볍게 섞어둔다.
2. 참기름을 가열하고 소고기를 볶은 후 색이 변하면 달걀 섞은 밥을 넣어 풀어주면서 볶아 밥알이 흩어지면 파, 양상추를 추가한다. 가장자리로 간장을 두르고 소금과 후추로 간을 한다.

채소 메밀국수 326kcal, 염분 2.8g

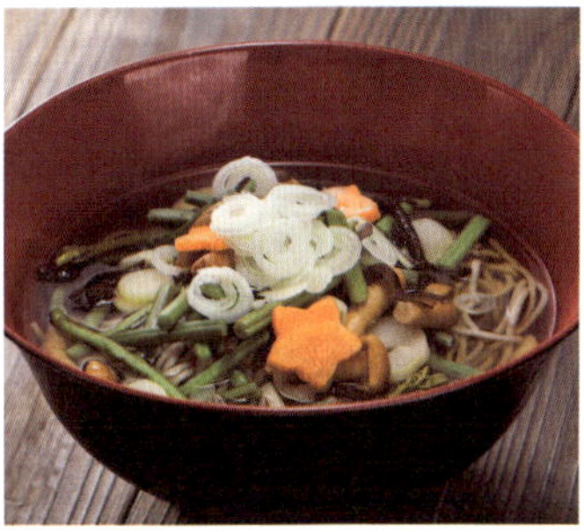

· 재료(1인분)

순메밀(건면) 160g / 익힌 채소믹스(고사리, 버섯 등) 100g / 파 5cm / 당근 40g / 다시마, 가다랑어포 육수 2컵 / 간장 2큰술 / 맛술, 술 각 1큰술 / 소금 약간

· 만드는 법

1. 메밀은 삶아서 물기를 뺀다. 당근은 얇게 썰고 파는 잘게 썬다.
2. 냄비에 육수를 넣고 간장, 맛술, 술을 넣고 소금으로 간을 맞추고 채소믹스, 당근을 넣어 끓인다.
3. 메밀을 뜨거운 물로 데우고 그릇에 담아 육수를 붓고 파를 얹는다.

닭고기 우동 326kcal, 염분 2.8g

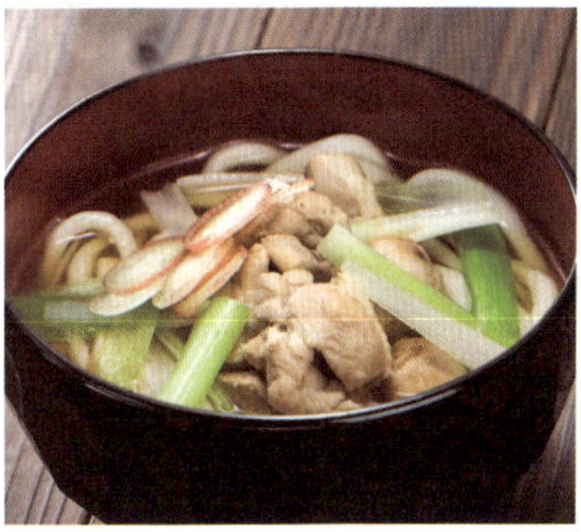

· 재료(1인분)

우동 1인분 / 닭다리살 1/2매 / 대파 1/4대 / 참기름 1큰술 / 다시마와 가다랑어포 육수 1컵 / 간장 1큰술 / 술, 맛술 각 1큰술 / 소금 약간 / 양하 1개

· 만드는 법

1. 닭다리살은 2cm 크기로 썰고, 파는 4cm 길이로 잘라 길게 4등분한다. 양하는 송송 썬다.
2. 냄비에 참기름을 둘러 가열하고 닭고기, 파를 볶다가 육수를 붓고 간장, 술, 맛술을 첨가하여 소금으로 간을 맞춘다.
3. 우동을 삶은 후 물기를 제거하고 그릇에 담아 육수와 건더기를 붓고 양하를 얹는다.

토마토와 양파 슬라이스 샐러드

샐러드

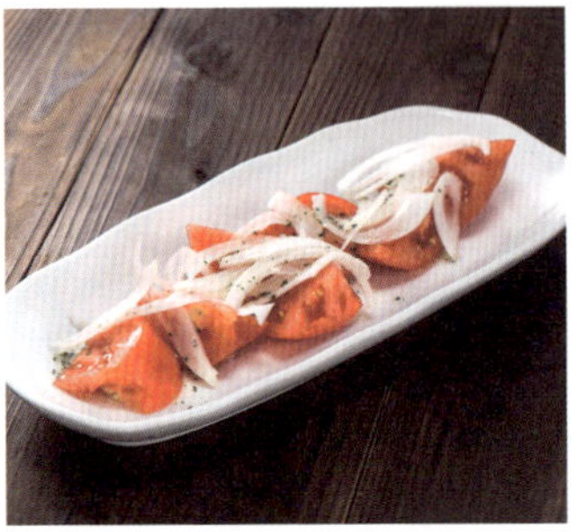

45kcal, 염분 0.4g

· 재료(1인분)

토마토 큰 것 2개 / 양파 1/2개 / 분말 파슬리 약간
소스: 올리브오일 2큰술, 소금 약간, 후추 약간, 와인비네거 1큰술

· 만드는 법

1. 토마토는 한입 크기로 썰고, 양파는 얇게 슬라이스한다.
2. 자른 양파를 토마토에 얹고 소스와 파슬리를 뿌린다.

코울슬로

95kcal, 염분 0.5g

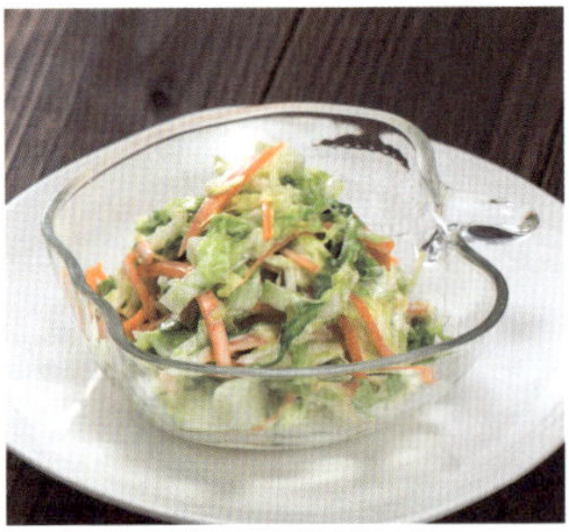

· 재료(1인분)

양배추 100g / 당근 1/4개 / 소금 1/2작은술
소스: 마요네즈 3큰술, 레몬즙 1큰술, 연유 1/2, 소금과 후추 약간

· 만드는 법

1. 양배추, 당근은 가늘게 썰어 10분간 소금에 재워 두었다가 물기를 짜낸다.
2. 물기를 제거한 양배추와 당근에 소스를 넣어 버무린다.

브로콜리 새싹과 방울토마토 샐러드

110kcal, 염분 1.2g

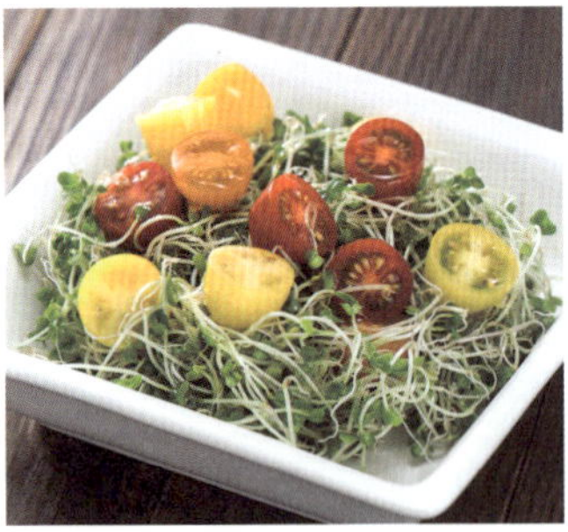

· 재료(1인분)

브로콜리 새싹 1팩 / 방울토마토 6~8개 / 프렌치드레싱 2큰술

· 만드는 법

1. 방울토마토는 반으로 자른다.
2. 새싹과 방울토마토를 접시에 담고 프렌치드레싱을 뿌린다.

돼지고기 토마토스튜

128kcal, 염분 1.1g

국물 요리

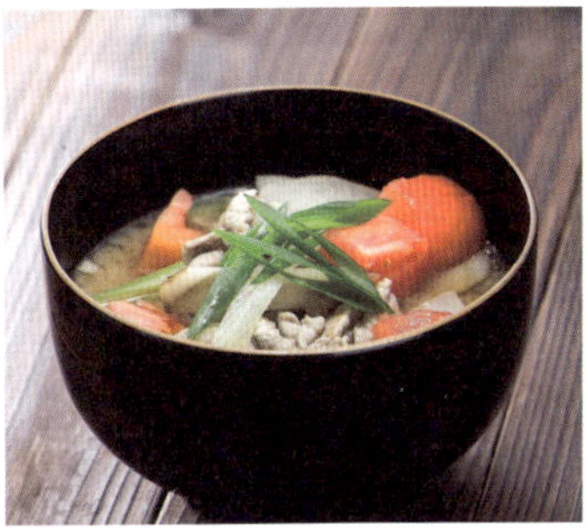

- **재료(1인분)**

돼지고기 슬라이스 40g / 무 40g / 토마토 1개 / 대파 1/2대 / 육수 2컵 / 된장 1큰술 / 참기름 1/2큰술 / 실파 1대

- **만드는 법**

1. 돼지고기는 한입 크기로 썰고, 무는 부채꼴 모양으로 얇게 썬다. 토마토는 데쳐서 껍질을 벗겨 씨를 제거한 뒤 1cm 크기로 썰고, 대파는 큼직하게, 실파는 가늘게 어슷썬다.
2. 냄비에 참기름을 넣어 가열한 뒤 돼지고기, 무, 대파를 넣어 볶고, 육수를 부어 한소끔 끓인 후 된장과 토마토를 넣는다. 그릇에 담아 실파를 얹는다.

목이버섯과 채소 달걀국

108kcal, 염분 0.8g

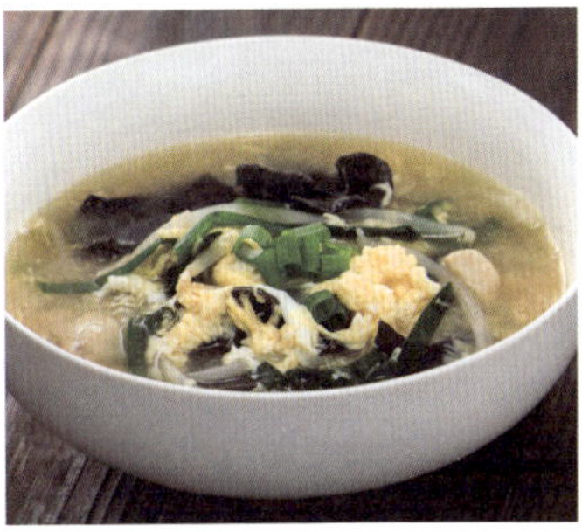

- **재료(1인분)**

닭가슴살 2개 / 목이버섯 5g / 부추 1/4단 / 콩나물 1/4 봉지 / 달걀 1개 / 참기름 1/2큰술 / 간장 1/2큰술 / 술, 소금, 후추 약간

- **만드는 법**

1. 닭가슴살은 어슷하게 썰고, 목이버섯은 물에 불려 깨끗이 손질한 뒤 작게 자른다. 부추는 3cm 길이로 자른다.
2. 냄비에 기름을 둘러 가열하고 닭가슴살을 빠르게 볶은 후 물을 붓고 술을 첨가한다. 부추, 콩나물, 목이버섯을 넣어 끓이다가 끓어오르면 달걀을 풀어 넣는다.
3. 간장, 소금, 후추로 간을 맞춘다.

채소 듬뿍 미네스트로네 스프

167kcal, 염분 1.4g

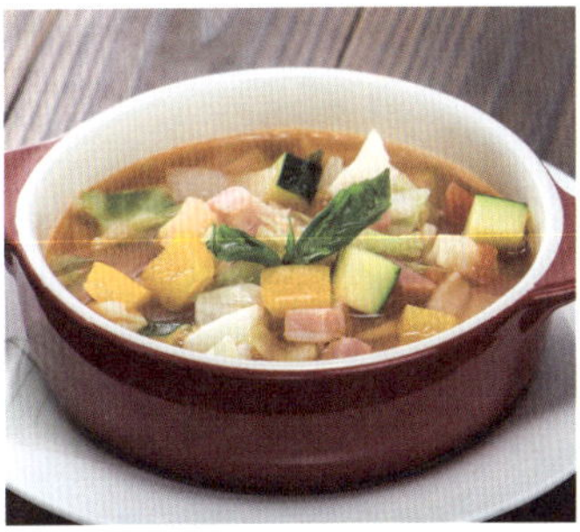

- **재료(1인분)**

주키니 호박 1/4개 / 베이컨 60g / 양배추 80g / 파프리카 1/4개 / 홀토마토 100g / 물 300cc / 소금, 후추 약간 / 바질 적정량

- **만드는 법**

1. 채소, 베이컨은 모두 1cm 크기로 자른다.
2. 냄비에 베이컨을 넣고 중불로 충분히 볶고 채소를 더해 빠르게 볶는다. 물과 홀토마토를 넣고 살짝 끓여 소금과 후추로 간을 맞춘다.
3. 바질을 장식하여 완성한다.

머리말

'건강 100세'를 향한 당뇨병 Q&A

일본 후생노동성의 조사에 따르면, 일본의 당뇨병 환자수는 예비군을 포함하여 약 2,000만 명에 달하고, 그중 당뇨병이 강하게 의심되는 사람은 약 1,000만 명입니다. 하지만 실제로 통원하는 환자는 328만 명 정도로, 당뇨병이라는 진단을 받아도 치료를 받지 않거나 도중에 그만두는 사람들이 많습니다.

당뇨병은 초기에는 증상이 나타나지 않기 때문에 가볍게 여기기 쉽습니다. 하지만 잘 알려져 있다시피 방치하면 망막증이나 신증, 신경장애를 비롯한 심각한 합병증을 불러오게 됩니다. 최악의 경우 실명하거나 발을 절단해야 하는 경우도 있습니다. 전 세계적으로 맹위를 떨친 코로나19 등 감염증에 걸리면 당뇨병 환자는 질병으로부터 몸을 지키는 면역력이 떨어지기 때문에 중증화되기 쉽습니다.

이처럼 당뇨병은 가볍게 여기다가 돌이킬 수 없는 상황에 처할 수 있는 무서운 질병이긴 하지만, 생활습관을 바로잡고 적절한 치료로 혈당 조절을 잘 해내면 합병증 등 심각한 질병을 피할 수 있습니다. '건강 100세'도 꿈이 아닐 것입니다.

이 책은 당뇨병에 관한 142개의 질문에 전문의가 친절하게 답한 내용을 싣고 있습니다. 당뇨병을 바르게 이해하고 대처하기 위한 길잡이로 유용하게 사용하기 바랍니다.

오다와라 마사토

CONTENTS

차례

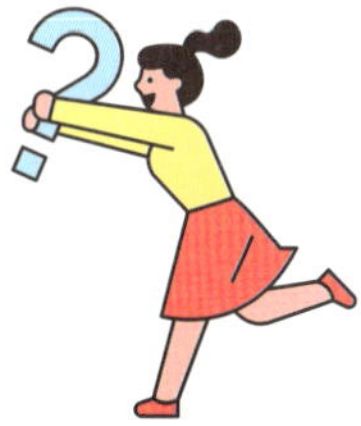

2 증상 및 병의 진행에 대한 궁금증 14가지

3 검사와 진단에 대한 궁금증 15가지

4 치료에 대한 궁금증 15가지

5 약물요법에 대한 궁금증 20가지

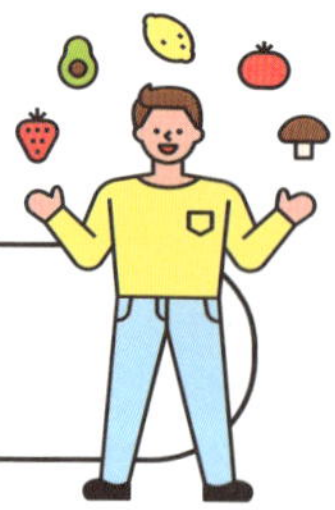

6 식사요법에 대한 궁금증 18가지

7 운동요법에 대한 궁금증 10가지

8 합병증에 대한 궁금증 11가지

9 일상생활의 주의점과 셀프케어에 대한 궁금증 13가지

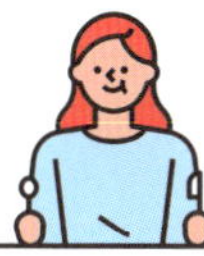

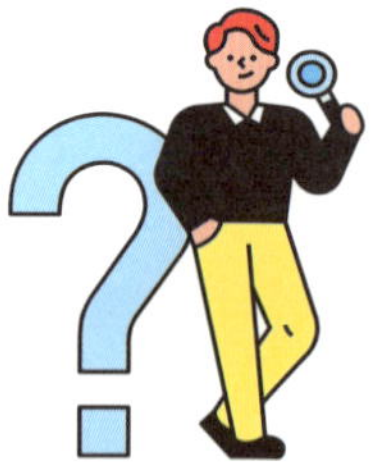

1

당뇨병에 대한 궁금증 26가지

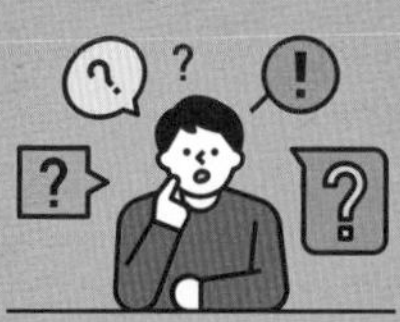

오다와라 마사토

Q 01 당뇨병이 어떤 병인지 쉽게 알려주세요

대사란 체내에서 이루어지는 화학반응인데, 당뇨병은 당대사에 문제가 생겨 혈당 수치가 높아지고 전신의 혈관에 장애를 일으켜 다양한 합병증을 일으키는 질병입니다.

본래 음식에서 섭취한 당은 포도당 등으로 분해된 후 장에서 흡수되어 혈액을 타고 간과 근육 등의 세포로 운반됩니다. 간으로 운반된 당의 일부는 글리코겐으로 저장됩니다. 한편 전신으로 운반된 당은 근육에 흡수되어 에너지로 소비되고, 일부는 글리코겐으로 축적됩니다. 간이나 근육에서 쓰이지 않고 남은 당은 지방이 되어 체내에 쌓입니다.

당대사가 원활하게 이루어지려면 췌장에서 분비되는 인슐린이 꼭 필요합니다(Q6 참조). 당뇨병은 인슐린 분비량이 줄어들거나 인슐린 작용효과가 악화되어 포도당이 간과 근육에 제대로 흡수되지 않고 혈액 속에 쌓여서 발병합니다.

당뇨병에 걸리면 목이 마르고 피로한 자각증상이 나타납니다. 악화되면 망막증, 신증, 신경장애 같은 중대한 합병증이 일어납니다.

당뇨병은 혈액 속에 여분의 포도당이 과도해진 상태

당뇨병은 췌장에서 만들어진 인슐린 분비량이 줄어들거나
그 작용효과가 악화되어서 혈액 속에 여분의 포도당이 늘어남으로써 일어난다.
주요 원인은 과식과 운동 부족, 비만 등 좋지 않은 생활습관이지만
선천적인 당대사 이상이나 임신으로 인해 나타나기도 한다.

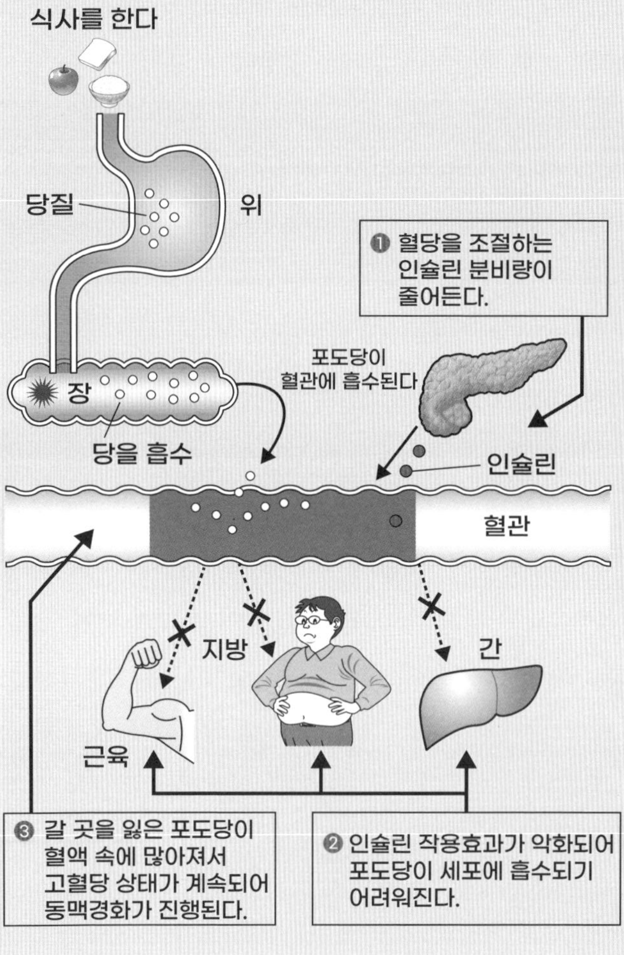

Q 02 왜 당뇨환자가 늘어날까요?

최근 당뇨환자가 급증하는 주된 원인으로는 두 가지를 생각해볼 수 있습니다. 하나는 고령자가 늘었다는 점이고, 또 한 가지는 과식과 운동 부족으로 인한 비만이 늘었다는 점입니다.

고령이 되어 체력이 떨어지면 인슐린 분비와 작용효과도 저하되기 때문에 나이가 많아질수록 당뇨병에 걸리기 쉬워집니다(Q17 참조). 2019년 통계청 조사에 따르면, 일본의 65세 이상 고령자의 비율은 28.1퍼센트에 달합니다. 이렇게 고령자가 늘었으니 당뇨병에 걸리는 사람이 급증하는 것도 무리가 아닙니다.

두 번째 이유를 살펴보면, 현대 사회는 과식의 시대라고 일컬어질 정도로 영양 과잉에다 교통수단도 발달해서 몸을 움직일 기회가 현저히 줄었습니다. 이런 풍요로운 사회는 쾌적하지만 한편으로는 과식과 운동 부족으로 인한 비만을 초래하기 쉽습니다. 특히 내장지방이 늘어나는 대사증후군은 당뇨병 악화의 온상이라고 하겠습니다.

실제로 일본 당뇨환자의 대부분은 성인이 된 후 부적절한 생활습관 때문에 발병하는 제2형 당뇨병을 지니고 있습니다(Q11 참조). 중장년 이후로 대사증후군인 사람은 언제 당뇨병이 발병해도 이상하지 않은 예비군이라고 생각해도 좋을 것입니다.

Q 03 당뇨병은 무서운 병이라는데, 당뇨병 때문에 죽기도 하나요?

당뇨병 초기에는 자각증상이 거의 없고, 있더라도 목이 마르다거나 몸이 피로한 정도입니다. 그 때문에 의사가 당뇨병이라고 진단해도 가볍게 생각하는 사람이 적지 않습니다. 그중에는 임의로 혈당약 복용을 중지한다거나 재진을 받지 않는 사람도 있습니다.

하지만 자각증상이 거의 없더라도 당뇨병을 가볍게 여겨서는 안 됩니다. 당뇨병의 무서움은 심각한 합병증에 있기 때문입니다. 망막증으로 번지면 실명할 수도 있고, 신증이 되면 투석을 해야 할 수도 있습니다. 신경장애가 악화되면 발의 괴저(몸의 조직 일부가 사멸하는 것)로 발을 절단해야만 하는 일도 있습니다. 이것들을 '당뇨병의 3대 합병증'이라고 합니다.

그밖에도 당뇨병은 동맥경화(혈관의 노화)를 진행시키기 때문에 뇌경색이나 협심증, 심근경색 등 중대한 질병을 불러오는 원인이 됩니다. 당뇨병은 질병으로부터 몸을 지키는 면역력도 저하시키기 때문에 독감 등 감염병에 취약해집니다. 근본 원인을 놓고 따져보면, 당뇨병으로 인해 사망하는 사람은 의외로 많습니다.

Q 04 당뇨병에 걸리면 왜 고혈당 상태가 되는 건가요?

당뇨병은 췌장에서 분비되는 인슐린의 작용이 악화되거나 분비량이 줄어서 당대사가 원활하게 이루어지지 않아 발병합니다. 당대사가 제대로 이루어지지 않으면 포도당이 간과 근육에 잘 흡수되지 않고 혈액 속에 남아돕니다. 이것이 고혈당 상태입니다.

건강한 사람이라도 당질을 많이 함유하고 있는 단 과자를 먹거나 당질이 많은 밥, 빵, 면 따위를 너무 많이 먹으면 일시적으로 혈당이 높아집니다. 다만 건강한 사람은 당대사가 정상으로 이루어지기 때문에 혈액 속 여분의 당을 간과 근육에 글리코겐으로 축적하거나 근육에서 에너지로 소비하게 되므로 시간이 지나면 식사 전 수준으로 혈당이 떨어집니다.

이에 반해 당뇨환자는 혈액 속의 포도당이 갈 곳이 없어 혈당 수치가 정상범위까지 내려가지 않습니다. 이렇게 여전히 혈당이 높은 상태에서 다시 식사 시간이 되어 밥 등 당질을 섭취하게 되면 혈당 수치가 더욱 높아지게 되는 것입니다.

Q 05 고혈당이 되면 몸에 구체적으로 어떤 악영향이 나타나나요?

고혈당 상태가 오래 계속되면 전신의 혈관에 나쁜 영향을 미칩니다. 그 흐름을 구체적으로 알아보겠습니다.

혈액 속에 남아도는 포도당은 혈관 내피세포로 들어가게 됩니다. 그러면 그곳에 노화를 진행시키는 나쁜 물질인 활성산소가 발생하여 내피세포를 공격합니다. 그 때문에 고혈당 상태가 이어지고 내피세포에 계속해서 활성산소가 발생하면 전신의 혈관이 타격을 받아 동맥경화(혈관의 노화)가 진행되는 것입니다.

또 혈액 속에 너무 많이 늘어난 포도당이 혈관 내피세포 내 단백질과 결합하기도 합니다. 이를 당화라고 합니다. 당화가 일어난 세포는 눌어붙은 상태로 변질되기 때문에 장기가 정상적으로 기능하지 못하게 될 수 있습니다.

고혈당에 의한 악영향은 가느다란 혈관뿐 아니라 굵은 동맥에도 영향을 미칩니다. 가는 혈관이 손상되면 3대 합병증인 망막증, 신증, 신경장애가 발생할 우려가 있고, 동맥이 손상되면 뇌경색이나 심근경색이 일어나기 쉬워집니다.

Q 06 혈당 조절 호르몬인 인슐린의 작용에 대해 알려주세요

인슐린은 췌장의 랑게르한스섬이라는 부위에 있는 베타세포에서 만들어져 식후에 혈당이 상승하면 분비되는 호르몬으로서 혈당 수치를 조절하는 중요한 역할을 담당합니다. 인슐린이 없으면 혈당은 일정하게 유지되지 못합니다.

인슐린의 첫 번째 작용은 혈액 속 포도당을 간이나 근육으로 운반하는 것입니다. 세포의 표면에는 인슐린 수용체가 있습니다. 여기에 인슐린이 결합함으로써 간이나 근육의 세포가 혈액 속의 포도당을 흡수할 수 있습니다.

인슐린의 두 번째 작용은 여분의 포도당을 글리코겐이나 중성지방으로 합성하는 것입니다. 세포에 흡수된 포도당은 주로 에너지원으로 소비되지만 남은 것은 글리코겐이나 중성지방으로 변환되어 체내에 축적됩니다. 즉 인슐린은 혈당 수치를 조절하는 것뿐 아니라 효율적으로 에너지를 소비하는 데도 크게 도움을 줍니다. 통상적으로 인슐린이 작용한다고 할 때 식후 몇 시간이 지나면 혈당은 원래대로 돌아갑니다.

인슐린은 췌장에서 분비된다

췌장은 음식의 소화에 필요한 췌장액을 만들 뿐 아니라
인슐린이나 글루카곤을 분비하여 혈당 조절에도 중요한 역할을 한다.

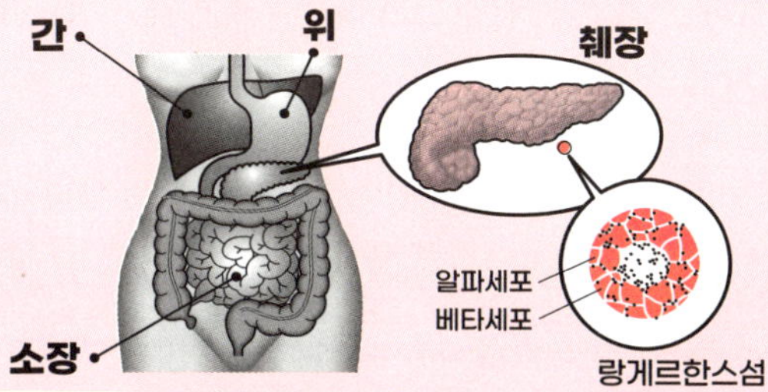

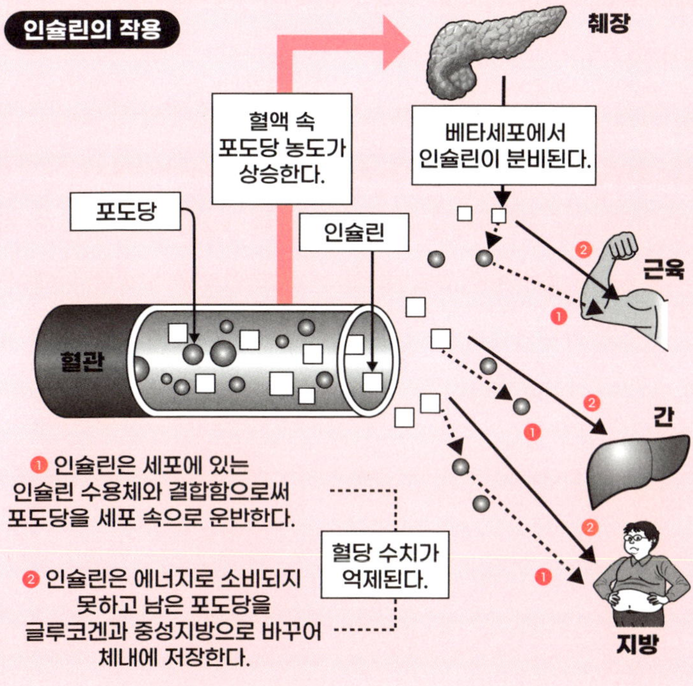

Q 07 인슐린 작용효과가 낮아지는 이유가 뭔가요?

혈당을 조절하는 호르몬인 인슐린의 작용효과는 몇 가지 요인으로 인해 저하됩니다.

첫 번째 요인은 '스트레스'입니다. 스트레스 사회라고 일컬어지는 현대 사회에서는 많은 사람이 불안이나 초조감을 끌어안고 생활합니다. 심한 스트레스를 받았을 때 뇌에서 분비되는 아드레날린 등의 호르몬이 인슐린의 작용을 약하게 하는 것입니다. 정신적인 스트레스뿐 아니라 다치거나 병으로 인해 신체적인 스트레스를 받았을 때도 마찬가지입니다.

두 번째 요인은 '임신'입니다. 임신 중에 태반에서 분비되는 호르몬이 인슐린의 작용을 방해한다는 것이 알려졌습니다(Q18 참조).

세 번째 요인은 '대사증후군'입니다. 대사증후군에 걸리면 복부에 쌓인 내장지방에서 아디포카인이라는 생리활성물질이 분비되어 인슐린의 작용을 방해합니다. 또한 내장지방이 늘어나면 인슐린의 효과를 좋게 만드는 아디포넥틴이라는 생리활성물질 분비가 감소합니다.

Q 08 아시아인은 인슐린 분비량이 원래 적다고 하는데 왜 그런가요?

사실 인종에 따라 인슐린의 작용효과(감수성이라고 한다)나 분비량(분비능력이라고 한다)이 다릅니다. 미국 스탠포드대학교, 스웨덴 룬드대학교, 일본 기타사토대학교의 연구팀은 다양한 코호트연구(분석역학의 하나)를 해석하여 세 인종(동아시아, 흑인, 백인) 사이에 인슐린 작용에 차이가 있음을 발견했습니다.

동아시아인은 인슐린 감수성이 가장 높았지만 분비능력은 가장 낮다는 특징이 있습니다. 흑인은 인슐린 감수성이 가장 낮지만 분비능력은 가장 높다는 특징이 있습니다. 백인의 인슐린 작용은 동아시아인과 흑인의 중간인 특성을 가지고 있었습니다. 즉 우리 동아시아인은 흑인이나 백인에 비해 태생적으로 인슐린 분비량이 적습니다.

덧붙이면 이전부터 동아시아인은 백인보다 비만한 사람이 적음에도 당뇨병에 걸리기 쉽다는 지적이 있었습니다. 그 이유는 인종별 인슐린 작용효과 및 분비량의 차이에 있다고 보입니다.

09 인슐린 분비량이 줄어들게 만드는 요인이 뭔가요?

인슐린은 췌장의 랑게르한스섬이라는 부위에 있는 베타세포에 의해 만들어집니다. 인슐린 분비량이 줄어드는 것은 바로 베타세포의 작용이 악화되기 때문입니다.

베타세포가 약해지는 이유는, 나이를 먹거나 임신 또는 과식 및 운동 부족 등으로 고혈당 상태가 계속되면 췌장이 인슐린을 분비하느라 혹사당해 약해지기 때문입니다.

건강한 사람은 음식 섭취로 혈당이 상승해도 곧 췌장에서 인슐린이 분비되어 조기에 혈당이 정상 수준으로 떨어집니다. 그 때문에 베타세포의 부담이 적습니다.

하지만 인슐린 작용이 악화되거나 고혈당 상태가 계속되면 베타세포는 쉴 틈이 없어집니다. 게다가 고혈당 상태가 계속되어 혈액 속 포도당이 에너지로 쓰이지 못하게 되면 간이나 근육에 축적된 글리코겐이나 체지방이 포도당으로 되돌아가 혈당이 더 높아지는 악순환에 빠지게 됩니다. 그 결과 베타세포가 쇠약해져 작용효과가 떨어지고 당뇨병이 발병하는 것입니다.

Q 10 인슐린 저항성이 뭔가요?

인슐린 저항성이란 인슐린 자체는 췌장에서 충분히 분비되지만 작용효과가 악화되어서 혈당을 조절하는 역할을 원활하게 하지 못하는 상태를 말합니다. 그럼 인슐린 작용이 악화되는 이유는 무엇 때문일까요?

원래 인슐린은 세포막에 있는 인슐린 수용체와 결합하여 혈당 수치를 조절합니다. 말하자면 인슐린 수용체는 세포 내에 포도당을 흡수시키기 위한 스위치 같은 존재입니다. 인슐린과 인슐린 수용체가 결합하면 그에 반응해서 세포 속에 당수송담체(Glucose Transporter; GLUT)가 나타납니다. 당수송담체가 포도당을 포획하여 세포로 운반하는 것입니다.

하지만 인슐린 수용체나 당수송담체의 작용이 나빠지면 인슐린이 분비되어도 혈액 속 포도당이 세포에 제대로 흡수되지 못합니다. 그것이 인슐린의 작용이 악화된 상태, 즉 인슐린 저항성입니다.

인슐린 저항성은 대사증후군, 과식, 운동 부족, 노화, 스트레스 등이 원인이 되어 일어납니다.

Q 11 제1형 당뇨병과 제2형 당뇨병은 어떻게 다른가요?

당뇨병은 몇 가지 종류로 구분됩니다. 주요 분류로는 제1형 당뇨병과 제2형 당뇨병이 있습니다.

제1형 당뇨병은 인슐린을 분비하는 췌장의 베타세포가 자기 자신의 면역반응 등으로 인해 망가져서 분비량이 부족해져 발병합니다. 어린아이나 젊은 사람에게 많이 나타나는데, 자가면역반응에 의해 발생하는 경우가 많고, 그밖에 원인을 찾기 어려운 것도 있습니다.

제2형 당뇨병은 췌장의 활동은 정상이지만 비만이나 과식, 운동 부족 등의 악영향으로 인슐린 분비량이 줄어들거나 작용효과가 악화되어서 발병합니다. 일본에서 발병한 당뇨병은 대부분 제2형으로, 당뇨병 환자의 90퍼센트 이상을 차지합니다.

제1형 · 제2형 당뇨병 비교표

	제1형 당뇨병	제2형 당뇨병
발병 연령	비교적 젊은 사람에게 많으나 모든 연령에서 발병한다.	중장년 이상에 많다.
증상	갑자기 증상이 나타나 발병한다.	뚜렷한 증상 없이 모르는 새 진행된다.
체형	마른 체형이 많다.	비만형이 많다. 개중에는 마른 사람도 있다.
원인	췌장의 베타세포가 자가면역 등으로 파괴되어 일어난다.	좋지 않는 생활습관이나 유전으로 일어난다.
치료	인슐린요법이 필수이다.	식사요법, 운동요법이 중심이 된다. 약물요법을 병용하는 경우도 많다.

Q 12 임신성 당뇨병과 2차성 당뇨병이라는 것도 있다는데 자세히 알려주세요

'임신성 당뇨병'은 임신 이후 고혈당 상태가 되어서 당뇨병 진단을 받는 경우를 말합니다. 그와 달리 원래 당뇨병으로 진단받은 여성이 임신한 경우는 '당뇨병 합병 임신'이라고 하여 구별합니다.

임신성 당뇨병의 특징을 살펴보면, 대부분이 일시적인 고혈당 상태이며 출산 후에는 다시 혈당이 정상화되기 쉽습니다. 하지만 본격적인 당뇨병으로 이행하거나 태아에게 영향을 미치는 경우도 있으므로, 임신성 당뇨병에 걸렸다면 혈당을 정상범위 내로 조절하는 것이 무엇보다 중요합니다.

'2차성 당뇨병'은 다른 질병이나 약의 부작용이 원인이 되어 발병합니다. 주요 원인은 췌장의 질병(췌장염 등), 간의 질병(만성간염 등), 내분비질환(갑상선기능 항진증 등), 감염증(선천성 풍진 등), 면역 기전에 따른 드문 병태(인슐린 자가면역증후군 등), 유전적 증후군(다운증후군 등)이나 당질코르티코이드(부신피질호르몬의 일종), 인터페론 등의 약제입니다. 2차성 당뇨병인 경우에는 원인이 되는 질병을 치료하거나 원인이 되는 약제 사용을 중단해야 합니다.

13 과자나 단 음식을 먹지 않으면 당뇨병에 안 걸리나요?

물론 설탕을 잔뜩 넣은 달콤한 과자를 자제한다면 그만큼 당뇨병 발병 리스크는 줄어들 것입니다. 하지만 당질은 설탕에만 함유되어 있는 것이 아닙니다. 우리가 주식으로 삼는 밥, 빵, 면류의 주요 영양성분은 탄수화물(당질과 식이섬유)이므로, 밥을 과식해서 당질을 과도하게 섭취하면 당뇨병을 불러올 수 있습니다.

참고로 3대 영양소의 이상적인 에너지 섭취비율은 탄수화물 50~65퍼센트, 단백질 13~20퍼센트, 지질 20~30퍼센트입니다. 현대 일본인의 평균적인 탄수화물 섭취량은 58퍼센트이며, 3대 영양소의 균형도 잡혀 있으므로 대부분 현재 먹는 주식의 양을 유지하면 당뇨병을 예방할 수 있습니다.

그렇지만 한 끼에 밥을 두세 그릇씩 먹거나 끼니마다 주로 빵이나 우동, 국수만으로 배를 채우는 사람도 적지 않습니다. 당뇨병을 미연에 방지하려면 균형 잡힌 주식을 먹는 데 중점을 두고, 과식하지 않도록 주의해야 합니다.

14 당분뿐 아니라 칼로리도 지나치게 섭취해선 안 된다는데 왜 그런가요?

칼로리가 높은 식사는 대개 기름지고 진한 맛으로, 지질이 많이 함유되어 있습니다. 지질을 섭취해도 식사 직후의 혈당은 상승하지 않지만, 비만이 되기 쉽다는 문제점이 있습니다.

비만 중에서도 복부에 내장지방이 쌓이는 대사증후군은 당뇨병을 부르는 온상이므로 내장지방이 축적되기 쉬운 지질 과잉 섭취는 충분히 주의해야 합니다(Q16 참조). 또한 지질을 과도하게 섭취하는 것은 인슐린 저항성(Q10 참조)을 높이는 요인이 됩니다.

그리고 칼로리가 높은 식사를 하게 되면 주식으로 먹는 밥이나 면에 포함된 탄수화물 섭취량까지 많아지기 십상입니다. 그래서 당뇨병의 식사요법에서는 주로 칼로리 제한식을 우선시하는 것입니다. 식품에 함유된 당질 섭취량도 과잉되지 않도록 해야 하지만, 식사 전체의 총칼로리양을 줄이는 것도 중요합니다. 그러니 식사를 통해 섭취하는 칼로리의 양에 항상 신경을 써야 합니다.

Q 15 어떤 사람이 당뇨병에 걸리기 쉬운가요?

당뇨병 발병과 관련된 요인은 다양하지만 당뇨환자에게는 다음과 같은 공통된 특징이 있습니다.

— 비만, 대사증후군이다.

— 과식이 습관이다. 언제나 배가 찰 때까지 식사를 한다.

— 운동 부족. 하루 종일 집안에서만 지내고
앉아 있는 시간이 길다.

— 가족이나 친척 중에 당뇨병에 걸린 사람이 있다.

— 심한 스트레스를 안고 있다.

— 중장년 또는 고령자이다.

— 임신 중이다.

위 내용 중 몇 가지에 해당하는 사람은 당뇨병이 발병할 리스크가 크다고 할 수 있습니다.

그런데 당뇨환자는 고혈압이나 지질이상증 등 다른 생활습관병을 합병증으로 가지는 경우가 적지 않으므로, 혈압이나 중성지방 수치가 높은 사람도 당뇨병에 걸리기 쉽다고 하겠습니다.

Q 16 살이 찌면 당뇨병에 걸리기 쉬운 이유가 뭔가요? 특별히 주의해야 할 비만 유형이 있나요?

비만은 당뇨병을 부르는 가장 큰 요인이라고 해도 좋을 정도입니다. 비만이 되면 몸에 여분의 지방이 쌓입니다. 체지방은 크게 피부와 근육 사이에 쌓이는 '피하지방'과 복부의 장간막에 쌓이는 '내장지방'으로 나눕니다. 이 중 당뇨병을 일으키는 방아쇠 역할을 하는 것은 내장지방입니다.

복부에 내장지방이 쌓이면 아디포카인이라는 생리활성물질이 분비되어 인슐린 작용에 방해가 됩니다. 반면 인슐린의 작용을 좋게 하는 아디포넥틴이라는 생리활성물질 분비는 감소합니다. 그 결과 혈액 속 포도당이 간이나 근육으로 원활하게 흡수되지 못하여 당뇨병을 일으키는 것입니다.

내장지방이 과잉되면 고혈압이나 지질이상증을 초래하는 원인이 되는데, 내장지방이 복부에 쌓이고 생활습관병을 합병증으로 가진 상태를 대사증후군이라고 합니다. 따라서 배가 불룩 나온 내장지방형 비만은 당뇨병의 위험 신호로 여겨야 합니다.

17 왜 나이를 먹을수록 당뇨병에 걸리기 쉬워지나요?

일본 당뇨병 환자의 90퍼센트 이상을 차지하는 제2형 당뇨병 환자는 남녀 모두 중장년에 접어드는 무렵부터 늘기 시작해 65세 이상이 되면 한꺼번에 급증합니다. 이처럼 나이를 먹을수록 당뇨병이 발병하기 쉬운 데에는 몇 가지 이유가 있습니다.

첫째는 노화로 인해 신체 기능 전체가 쇠약해졌기 때문입니다. 췌장이 약해지면 혈당을 조절하는 인슐린 분비량이 줄어듭니다. 또 간이나 근육이 약해지면 혈액 속 포도당을 세포 속으로 운반하는 당수송담체의 작용도 악화됩니다. 즉 나이를 먹을수록 당대사의 작용이 약해지고 혈당이 오르기 쉬워지는 것입니다.

둘째는 활동성이 저하됐기 때문입니다. 나이를 먹어 체력이 떨어지면 외출이 줄고 집에서만 지내는 시간이 많아집니다. 이처럼 일상생활에서 활동량이 줄어들고 만성적인 운동 부족에 빠지면 혈액 속 포도당이 에너지로 충분히 소비되지 못합니다. 그러니 당뇨병이 많이 발생하는 것도 무리가 아닙니다.

Q 18 왜 임신하면 당뇨병에 걸리는 사람이 있을까요?

임신한 여성의 7~9퍼센트는 '임신성 당뇨병'(Q12 참조)에 걸린다고 합니다. 원인은 아직 자세히 해명되지 않았지만, 지금으로서는 태반에서 인슐린의 작용을 방해하는 호르몬이 분비되기 때문이라는 설이 유력합니다.

임신 중인 여성은 뱃속의 아기를 발육시키기 위해 임신 전에 비해 칼로리 섭취량이 많아지기 마련입니다. 임신 후기에는 하루에 450Kcal를 여분으로 섭취해야만 하는 데다 배가 무거워져서 활동량도 저하되기 때문에 자연히 인슐린 작용이 나빠집니다.

이처럼 과도한 칼로리 섭취나 운동 부족으로 인해 인슐린 작용이 방해받으면 당뇨병이 발병할 리스크가 커지는 것은 당연합니다.

임신성 당뇨병은 일시적인 당대사 이상인 경우가 많지만, 임신성 고혈압증후군이 함께 나타나거나 유산 혹은 체중 4kg 이상의 거대아를 출산하는 등 아기에게 악영향을 미칠 수도 있으니 임신 중 적절한 치료를 받는 것이 중요합니다.

Q 19 수면 부족 현상이 계속되면 왜 당뇨병에 걸리기 쉬울까요?

만성적인 수면 부족은 건강에 다양한 악영향을 미칩니다. 사실 수면 부족은 당뇨병을 초래하는 요인 중 하나라고 여겨집니다. 수면 부족이 당뇨병을 초래하는 이유는 혈당 수치를 조절하는 인슐린 효과가 나빠지기 때문입니다.

수면 부족과 당뇨병의 관계를 나타내는 해외의 흥미로운 연구를 소개하겠습니다.

미국 콜로라도대학교 연구팀은 36명의 건강한 남녀를 세 그룹으로 나누어 실험을 했습니다. A그룹은 매일 9시간까지 자도록 했고, B그룹은 매일 5시간만 자도록 했습니다. 그리고 C그룹은 처음 5일 동안은 5시간씩만 자고 주말에는 원하는 만큼 자도록 했지만 다시 이틀 동안 5시간만 자게 했습니다. 그러자 수면 부족에 빠진 B그룹과 C그룹에서는 인슐린 저항성(Q10 참조)이 높아졌고, 저녁 식사 후의 칼로리 섭취량과 체중도 늘었습니다.

즉 수면 부족에 빠지면 인슐린 작용이 나빠질 뿐 아니라 대사증후군을 일으킬 위험도 커지는 것입니다.

Q 20 스트레스도 당뇨병의 원인 중 하나라는 게 정말인가요?

몸과 마음의 스트레스는 당뇨병을 초래하는 요인 중 하나입니다.

불안이나 초조감, 분노 등의 정신적 스트레스 또는 통증이나 고통 등 신체적 스트레스를 느낄 때 자율신경(자신의 의사와는 관계없이 내장이나 혈관의 작용을 지배하는 신경)의 하나인 교감신경(몸을 활발하게 움직이게 하는 신경)이 우위에 오고 다양한 호르몬이 체내에 분비됩니다. 그 중에는 글루카곤과 아드레날린, 갑상선호르몬, 코르티솔 같은 혈당을 상승시키는 호르몬도 있습니다.

따라서 항상 스트레스를 안고 있으면 인슐린의 작용이 방해받아 고혈당 상태가 오래 지속됩니다. 그 결과 당뇨병에 걸리는 것입니다.

또한 스트레스를 받으면 아무래도 과식이나 편식, 과도한 음주, 불면 등으로 생활습관이 망가지게 되고, 결국 비만에 이르러 간접적으로 당뇨병을 초래하기 쉬워집니다.

그런데 정작 본인이 스트레스를 받고 있다는 사실을 알아채지 못하는 경우도 적지 않습니다. 그러니 가족이나 주위 사람이 스트레스로 힘들어하는 것 같다면 이야기를 잘 들어주고 마음을 다독여주는 것이 필요합니다.

21 당뇨병은 부모로부터 유전되나요?

일본 당뇨병 환자 중에는 드문 제1형 당뇨병은 유전의 영향인지 확실하지는 않지만 적어도 면역에 관여하는 유전자가 발병에 관련이 있다는 점이 밝혀졌습니다.

과식이나 운동 부족 등 나쁜 생활습관이 원인이 되어 발병하는 제2형 당뇨병의 경우에도 유전적 요인이 영향을 미칩니다. 그러므로 부모가 제2형 당뇨병에 걸린 사람은 그렇지 않은 사람에 비해 발병 리스크가 높습니다.

그렇지만 제2형 당뇨병은 생활습관병이어서 유전적 요인보다 환경적 요인의 영향이 더 크다고 할 수 있습니다. 아무래도 같은 지붕 아래 살며 침식을 함께하는 부모 자식 간에는 생활습관이 닮기 마련입니다. 부모가 대식가라거나 야외 활동을 즐기지 않고 운동이 부족하다면 자식들도 그런 생활습관이 붙기 십상입니다. 부모와 자식이 모두 비만인 가정이 종종 보이는데 이것은 유전이라기보다 생활습관의 영향 때문입니다.

따라서 부모가 당뇨병에 걸린 사람은 부모의 좋지 않은 생활습관을 자신도 따라하고 있지 않은지 돌이켜보고 마음에 걸리는 부분이 있다면 개선하는 것이 필요합니다.

Q 22 당뇨병이 있으면 고혈당뿐 아니라 저혈당이 되기도 쉬운 이유가 뭔가요?

당뇨환자가 저혈당(혈당이 70mg 이하)을 일으키는 것은 혈당 강하제나 인슐린 주사의 작용으로 과도하게 혈당이 떨어졌을 때입니다. 구체적으로는 다음과 같은 상황에서 저혈당이 일어나기 쉽습니다.

— 식사에서 탄수화물 섭취량이 적어졌을 때
— 식전에 약을 먹거나 인슐린 주사를 맞은 후 식사 시간이 늦어졌을 때
— 운동 중이나 운동 후 또는 공복 상태로 운동을 했을 때
— 약의 복용량이나 인슐린 주사의 사용량이 많았을 때
— 음주 후나 목욕 후

가벼운 저혈당이면 땀을 흘리거나 안색이 나빠지는 정도에 그치지만, 심해지면 집중력이 저하되고 경련이 일어나거나 혼수상태에 빠지기까지 하니 주의해야 합니다. 저혈당의 징후가 나타난다면 바로 포도당 10g(설탕이라면 20g)이나 포도당이 함유된 음료수 150~200ml를 마시도록 합니다.

23 당뇨병이 있어도 임신과 출산을 무사히 할 수 있을까요?

임신 중에 고혈당 상태가 이어지면 뱃속의 태아가 거대아가 될 가능성이 높아 출산 리스크가 커지기 때문에 과거에는 당뇨병이 있는 여성은 임신과 출산이 어렵다고 여겼습니다. 하지만 최근에는 계획적으로 엄밀하게 혈당 조절을 하면 비교적 안전하게 임신과 출산을 할 수 있게 되었습니다. 다만 몇 가지 주의점이 있습니다.

첫째로 먹는 혈당약 대신 인슐린 주사로 변경해야 합니다. 혈당약은 태아에게 나쁜 영향을 끼칠 우려가 있으므로 악영향이 적은 인슐린 주사를 맞아야 하는 것입니다.

둘째로 망막증이나 신증 등 합병증이 임신 중에 악화될 위험이 있습니다. 따라서 임신 전에 합병증 유무를 반드시 확인해야 합니다.

셋째는 임신 시 고혈압증후군을 방지하기 위해 체중을 많이 늘리지 말아야 합니다. 그러기 위해 식사요법과 운동요법으로 체중을 조절해야 합니다.

Q 24 당뇨병은 치료하면 완치되는 병인가요?

안타깝지만 당뇨병은 완치를 기대할 수 없는 병입니다. 일시적인 당대사 이상이 원인이 되어 발병하는 임신성 당뇨병은 완치되는 경우가 많지만, 제1형 당뇨병이나 제2형 당뇨병은 평생 치료해야 한다고 생각해야 합니다.

그 이유는 제1형 당뇨병이나 제2형 당뇨병은 주로 인슐린을 만드는 췌장의 베타세포가 약해지거나 사멸함으로써 발생하는데, 일단 손상된 베타세포는 완전히 회복될 수 없기 때문입니다. 게다가 나이를 먹을수록 베타세포는 서서히 감소합니다. 최근에는 베타세포를 증식시키는 재생의료 연구와 치료약 개발도 진행되고 있지만 실용화까지는 멀기만 합니다.

그러니 당뇨병이 있는 사람은 혈당약 복용이나 인슐린 주사를 계속 맞으면서 식사요법과 운동요법으로 혈당을 정상범위 내로 조절하여 합병증을 예방하고 생활의 질(QOL)을 유지하는 것이 중요합니다.

매일 혈당 조절을 잘 하고 있다면 설령 완치되지 않더라도 건강한 사람과 거의 다름없는 생활을 할 수 있습니다.

25 당뇨병이 있으면 코로나19 같은 감염병에 걸리기 쉽다는데 대책이 있을까요?

2020년 코로나19 팬데믹(세계적 대유행)이 발생하자 보건당국은 고령자나 임신부 및 기저질환이 있는 사람은 중증화되기 쉽다고 주의를 환기했습니다.

여기서 말하는 기저질환이란 당뇨병, 심장병, 만성 폐색성 폐질환(COPD)을 가리킵니다. 이런 기저질환이 있는 사람은 이미 전신의 혈관이 약해져 있어 코로나19에 감염되면 폐렴을 일으켜 사망에 이를 위험이 크다고 보입니다.

나아가 당뇨환자는 감염증에 걸리기 쉽다는 것도 문제입니다. 건강한 사람이라면 병원성 세균이나 바이러스가 체내에 침입해도 면역력이 작용하여 면역세포의 백혈구가 퇴치에 나섭니다. 즉 면역력이 잘 형성되어 있으면 감염증이 중증화되기 어려우며, 이로써 병원체와 싸우는 항체를 얻을 수 있다면 몸의 저항력이 더 높아집니다.

그렇지만 당뇨병으로 인해 고혈당 상태에 있는 사람은 백혈구의 일종인 호중구의 작용이 약해져 있어서 병원성 세균이나 바이러스가 체내에 침입해도 면역력이 충분히 발휘되지 못합니다. 그 때문에 당뇨환자는 코로나19를 비롯한 감염증에 걸리기 쉽고, 한번 발병하면 중증화되기 쉬운 것입니다.

대책으로는 손 씻기와 소독에 유의하는 등 기본적으로는 건강한 사람과 같은 주의를 기울여야 합니다. 그리고 코로나19 바이러스의 감염과 중증화를 예방하기 위해서는 3밀(밀폐, 밀집, 밀접)을 피하는 동시에 초기 증상인 발열, 기침, 숨이 참, 호흡곤란이 일어나지 않는지 유의해야 합니다.

그에 더해 당뇨환자는 혈당을 정상범위 내로 조절하는 것 또한 잊어서는 안 됩니다. 고혈당 상태가 지속되면 세균이나 바이러스로부터 몸을 지키는 호중구의 작용이 점점 약해지기 때문입니다. 또 고혈당 상태를 방치하면 인슐린의 효과를 약화시키는 코르티솔 따위의 호르몬과 사이토카인(생리활성물질) 등이 늘어서 혈당이 더욱 상승하는 악순환을 초래합니다. 그렇게 되면 면역력은 더욱 떨어질 것입니다.

그러므로 당뇨환자는 식사요법과 운동요법에 힘쓰고 필요한 경우 혈당약을 잘 복용하여 정상범위를 목표로 혈당을 조절하는 것이 감염증 예방으로도 이어집니다.

26 혈당 수치가 급격하게 변동하는 '혈당 스파이크'가 위험하다던데 자세히 알려주세요

당뇨병 환자는 당질을 조금만 섭취해도 혈당이 확 올라갑니다. 이것을 전문적으로는 '혈당 스파이크'라고 합니다.

정상적인 사람의 혈당은 식후에도 140mg 미만이지만, 당뇨병 환자가 밥이나 빵 등 식사를 하면 혈당이 높아져 200mg을 넘기기도 합니다. 이처럼 혈당 스파이크로 인해 식후혈당이 급상승하면 혈관에 장애가 일어나고 다양한 합병증 발병에도 관련될 가능성이 있습니다.

만성적인 고혈당은 물론 좋지 않지만 혈당 스파이크에 의한 식후혈당 급상승도 피해야 합니다.

실제로는 혈당 스파이크에 의한 혈당 급상승은 당뇨병 환자뿐 아니라 당뇨병 예비군인 사람에게도 일어납니다. 혈당 스파이크는 혈관을 급격하게 손상시킬 가능성도 있어 당뇨병 발병을 촉진한다고 볼 수도 있습니다. 따라서 당질을 과다 섭취하지 않도록 주의해야 합니다.

2

증상 및 병의 진행에 대한 궁금증 14가지

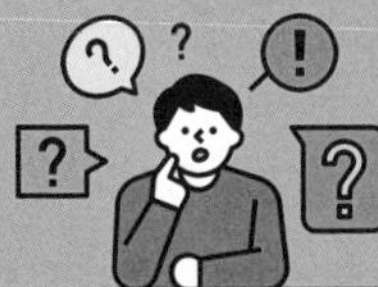

오다와라 마사토, 가와카미 마사노부

27 당뇨병은 발병해도 자각증상이 없다는데 무엇에 주의하면 좋을까요?

당뇨병은 다양한 합병증을 일으키는 무서운 병입니다. 하지만 심한 고혈당 상태가 지속되어도 초기에는 '전혀'라고 해도 좋을 정도로 자각증상이 없습니다. 그 때문에 건강검진할 때 혈액검사나 요검사를 통해 몸의 이상을 처음 알게 되어 의료기관에서 재검을 받은 결과 당뇨병으로 진단받는 경우가 대부분입니다.

그런데 가만히 살펴보면, 당뇨병이라고 진단받은 많은 환자들은 이미 문진에서 '이상하게 자꾸 갈증이 난다', '소변에서 단내가 난다', '쉬어도 피로가 풀리지 않는다', '많이 먹는데 살이 빠진다' 같은 약간의 신체적 변화를 호소합니다. 사실 이런 사소한 변화가 전형적인 당뇨병의 신호입니다.

주의할 것은 질병으로 나타나는 증상이 꼭 견디기 힘든 통증이나 고통만 있는 것은 아니라는 점입니다. 몸 상태가 평소와 조금 다를 뿐인 줄 알았는데 중대한 질병이 숨어 있을 수도 있습니다. 특히 당뇨병은 자각증상이 거의 없어서 앞서 설명한 것과 같은 변화를 알아챘다면 빨리 의료기관에서 검진을 받는 것이 중요합니다.

Q 28 당뇨병의 초기 증상에는 어떤 것이 있나요?

당뇨병 초기에는 자각증상이 거의 없지만 점차 몸의 이상을 느끼게 됩니다. 주요 초기 증상은 다음 표와 같습니다. 이 중 비교적 알기 쉬운 것은 몸의 피로감입니다. 또 피부가 가렵다거나 상처가 잘 낫지 않는 것도 많이 나타나는 초기 증상입니다.

눈의 침침함은 망막증, 손발의 감각 저하는 신경장애의 신호라고 생각됩니다. 그런 증상이 나타나면 바로 의료기관에서 검사를 받아 합병증 유무를 조사해야 합니다.

당뇨병에 걸리면 면역력이 낮아져 감염증에 걸리기 쉬워집니다. 감기에 쉽게 걸리는 사람도 당뇨병이 의심됩니다. • 가와카미 마사노부

당뇨병의 주요 초기 증상

- **권태감** → 나른하다, 쉽게 피로하다.
- **피부의 이상** → 피부가 건조하고 가렵다, 상처가 잘 낫지 않는다.
- **탈수증상** → 목이 자주 마르다, 화장실에 자주 간다.
- **감각 이상** → 손발의 감각 저하, 저릿한 통증이 나타난다.
- **감염증** → 감기에 잘 걸린다.
- **시력 이상** → 눈이 침침하다.
- **성기능 저하** → 발기 장애(ED)가 일어나기 쉬워진다.

Q 29 당뇨병이 발병하면 왜 소변 횟수와 양이 느는 사람이 많나요?

당뇨병에 걸리면 그 징후는 가장 먼저 소변에 나타납니다. 우리 몸은 혈액 속에 남아도는 포도당을 소변과 함께 배출하려고 하기 때문입니다. 구체적으로는 화장실 가는 횟수가 많아지고, 소변량이 늘어나며, 때로는 소변에 당분이 섞여 단내가 나기도 합니다.

이러한 소변의 이상을 인지했다면 당뇨병이 의심되니 빨리 내과에서 검사를 받는 것이 좋습니다.

그밖에도 소변의 이상으로 소변의 거품이 꺼지지 않는 '단백뇨'에도 주의하기 바랍니다. 단백뇨는 평소 신장기능이 저하된 사람이나 신장의 질병(만성신장병 등)이 있는 사람에게 나타나는 소변의 이상입니다. 당뇨환자도 합병증으로 신증이 있으면 단백뇨가 나오게 됩니다.

그러니 평소에 소변에 이상은 없는지 체크하는 습관을 들여야 합니다. • 가와카미 마사노부

30 당뇨병이 발병하면 왜 갈증을 호소하는 사람이 많나요? 고령자도 당뇨병을 자각할 수 있나요?

당뇨병에 걸리면 이상하게 목이 마르게 됩니다. 이유가 뭘까요? Q29에서 설명한 것처럼 당뇨병이 있으면 화장실 가는 횟수가 많아지고 소변의 양도 늘어납니다. 그러면 자연히 몸이 탈수 상태가 되어 목이 마른 것입니다. 따라서 당뇨환자는 수분을 자주 보충하는 것이 중요합니다.

문제는 고령의 당뇨병 환자입니다. 고령자는 갈증을 자각하지 못하는 사람이 많아 심각한 탈수 상태(고혈당성 고침투압성 혼수 등)에 빠지는 경우도 드물지 않습니다. 그러므로 고령의 당뇨병 환자는 목이 마르지 않더라도 의식적으로 물이나 차를 자주 마셔야 합니다.

하지만 단 주스 같은 음료수를 자주 마시는 것은 안 됩니다. 그런 음료수는 저혈당이 일어난 경우에만 마셔야 합니다. 스포츠 드링크에도 다량의 포도당이 함유되어 있어서 일상적으로 마시면 혈당이 급격하게 높아져 혼수상태에 빠질 위험이 있으니 주의해야 합니다.

• 가와카미 마사노부

Q 31 당뇨병에 걸리면 왜 밥을 잘 먹어도 살이 빠지는 사람이 많은가요?

당뇨환자는 대개 식욕이 왕성하여 과식하는 경향이 있습니다. 그렇다고 해서 모두 비만이라는 것은 아니고 마른 환자도 많습니다. 원래 비만이었는데 당뇨병이 진행되어 살이 빠지는 경우도 있습니다.

이처럼 당뇨병이 발병한 후 살이 빠지는 이유는 체지방이나 근육 속 단백질이 에너지로 소비되기 때문입니다. 당뇨병에 걸리면 식사를 해도 혈액 속 포도당이 근육에 흡수되기 어려워져서 생명활동에 필요한 에너지가 부족해집니다. 몸의 에너지원은 당질만이 아닙니다. 지질은 케톤체, 단백질은 아미노산에서 글루코스(포도당)로 대사되어 몸의 에너지원으로 쓰입니다. 그 때문에 당질로부터 얻지 못한 부족분을 보충하려고 체지방이나 근육 속 단백질이 분해되어 점차 살이 빠지는 것입니다.

이런 사람은 식사를 제대로 하는 것만으로는 불충분하고, 인슐린 부족이나 인슐린 저항성(Q10 참조)을 개선하는 치료가 필요합니다.

• 가와카미 마사노부

Q 32 당뇨병에 걸리면 나른해지거나 피로해지기 쉬운 이유가 뭔가요?

당뇨병에 걸리면 포도당을 효율적으로 에너지화시키지 못하기 때문에 쉬어도 피로가 해소되지 않습니다.

고혈당으로 인해 혈액 속에 포도당이 남아도는데도 에너지가 부족한 것은 혈당 수치를 조절하는 인슐린이 부족하거나 작용효과가 나빠져서 간이나 근육까지 포도당을 제대로 보내지 못하기 때문입니다. 세포에 흡수되지 못한 혈액 속 포도당은 소변과 함께 배출될 뿐 에너지로 소비되지는 못합니다.

또 혈당약이나 인슐린 주사의 작용으로 혈당 수치가 70mg 이하인 저혈당이 된 경우에도 나른함이나 피로, 심할 때는 손발이 떨리는 현상이 나타납니다.

이런 몸의 피로는 혈당이 정상범위에서 크게 벗어나 고혈당 또는 저혈당이 되었을 때 나타나는 증상입니다. 그러므로 혈당약이나 인슐린 주사를 적절하게 이용하여 식사요법과 운동요법으로 혈당을 제대로 조절할 수 있다면 몸의 피로나 나른함에 고민하는 일은 없어질 것입니다. • 가와카미 마사노부

33 고혈당 상태가 계속되면 갑자기 의식을 잃을 우려가 있다는 게 정말인가요?

당뇨병이 진행되면 다양한 증상이 나타나는데, 특히 주의해야 하는 것은 돌연 의식을 잃는 '당뇨병성 혼수(케톤산증)'입니다.

당뇨병성 혼수는 제1형 당뇨병과 제2형 당뇨병에서 각각 유형이 다릅니다.

제1형 당뇨병의 경우는 '당뇨병성 케톤산증'이라고 하는데, 인슐린 주사 사용량이 적었을 때 또는 인슐린 주사를 중지했을 때, 인슐린이 부족해져 신체가 지방산을 연료로 사용하고 그 결과 체지방이 산성을 띠는 케톤체로 분해되어 그것이 혈액 속에 늘어났을 때 일어납니다.

제2형 당뇨병의 경우는 제1형 당뇨병 유형 외에 '고삼투압성 고혈당 상태'가 오래 지속되어 탈수 상태에 빠졌을 때도 일어납니다. 처음부터 전신이 나른하고 복통, 설사 등이 나타나며 혈당이 급상승하면 의식을 잃게 됩니다.

고령자에게 당뇨병성 혼수가 일어나면 탈수 상태에서 뇌경색이나 심근경색이 함께 일어날 수 있어 매우 위험합니다. 당뇨병 치료를 받고 있는 가족이나 회사 동료가 혼수상태에 빠지면 바로 119에 전화해야 합니다. • 가와카미 마사노부

Q 34 당뇨병이 있으면 저혈당이 오기 쉽다는데 어떤 증상이 생기나요?

당뇨병 환자의 대부분은 혈당을 조절하기 위해 혈당약이나 인슐린 주사를 맞습니다. 하지만 필요 이상으로 혈당이 낮아지면 저혈당을 일으킬 수 있으니 주의해야 합니다(Q22 참조).

저혈당이 되면 혈당이 떨어지는 정도에 따라 증상이 변화합니다.

혈당이 50~70mg일 때는 '교감신경증상'으로 땀이 나거나, 빈맥, 불안감, 손떨림, 안색이 나빠지는 등의 증상이 나타납니다.

혈당이 50mg 정도까지 떨어지면 '중추신경증상'으로 두통, 눈 침침함, 집중력 저하, 선하품 등의 증상이 나타납니다.

나아가 혈당이 50mg 이하로 떨어지면 뇌의 에너지가 매우 부족해져 심각한 중추신경증상이 나타나 경련을 일으키거나 혼수상태에 빠지기도 합니다. 이 정도로 심한 저혈당에 빠지면 생명이 위험해질 수 있습니다.

그러므로 가능한 한 빠른 단계에서 이상을 알아채어 대처하는 것이 중요합니다. • 가와카미 마사노부

Q 35 저혈당을 예방하는 방법이 있나요? 만약 증상이 나타나면 어떻게 대처해야 하나요?

저혈당은 의사의 처방대로 혈당약을 복용하거나 인슐린 주사를 맞고 있어도 일어날 수 있습니다. 따라서 저혈당을 겪은 사람은 어떤 상황에서 저혈당이 일어났는지 돌아보고 재발하지 않도록 조심해야 합니다.

저혈당의 원인으로 가장 많이 꼽는 것은 식사를 건너뛰거나 운동을 너무 많이 하는 것입니다. 그러므로 저혈당이 일어나는 사람은 세 끼를 매일 규칙적으로 먹고, 공복일 때는 운동을 피해야 합니다. 또 주치의와 상담하여 약의 양 등을 적절하게 조절하는 것도 중요합니다.

저혈당 증상이 일어나면 바로 포도당 10g(설탕이라면 20g) 또는 포도당을 함유한 음료수 150~200㎖를 마시고, 15분 정도 안정을 취합니다. 저혈당은 언제 일어날지 모르니 외출할 때는 항상 포도당이나 사탕을 가지고 다니는 게 좋습니다.

의식이 흐려진다면 가족이나 주위 사람은 서둘러 구급차를 불러야 합니다. • 가와카미 마사노부

Q 36 당뇨병을 방치하면 합병증을 일으키게 된다는데 어떤 합병증이 있나요?

당뇨병이 까다로운 이유는 고혈당으로 인해 눈과 신장, 손발까지 전신에 뻗어 있는 가느다란 혈관에 장애가 발생하여 차례차례 합병증을 초래한다는 점입니다.

특히 심각한 것은 다음과 같은 당뇨병의 3대 합병증입니다.

① 당뇨병성 망막증

당뇨병에 의해 망막의 혈관도 약해져서 혈액 내의 성분이 망막으로 유출되어 부종이 생기며, 이 부종은 다시 혈액순환을 가로막아 망막의 각종 변화를 초래합니다.

눈 안쪽에 있는 시신경과 망막에 가늘고 찢어지기 쉬운 혈관이 새로 나타나기도 하는데, 이렇게 새로 생긴 혈관은 혈관벽이 대단히 약해 파열이 잘 되며, 여기서 출혈이 발생하면 갑작스럽게 시력이 감퇴되거나 실명하기도 합니다. 실제로 당뇨병성 망막증은 성인 중도 실명 원인 중 3위를 차지하고 있습니다.

그밖에도 당뇨병의 합병증으로 백내장과 녹내장이 생길 수 있습니다.

② 당뇨병성 신증

신장에 밀집한 가는 혈관이 손상을 입으면 혈액을 여과하는 신장의 작용이 현저하게 떨어집니다. 그 결과 신부전이 되고 투석이 필요해지기도 합니다. 당뇨병성 신증은 투석을 하게 되는 원인의 1위입니다. 최근에는 당뇨환자에게 일어나는 신장병을 '당뇨병성 신장질환'이라고도 합니다(Q124 참조).

③ 당뇨병성 신경장애

손발의 가는 혈관에 장애가 발생하면 저림이나 통증, 감각의 둔화, 현기증, 발한 이상, 설사, 변비, 발기부전 등의 증상이 나타납니다. 또 발에 상처가 나도 알아채지 못하여 괴저가 발생해 발을 절단해야만 하는 상황이 오기도 합니다.

나아가 고혈당 상태가 계속되면 가는 혈관뿐 아니라 동맥처럼 굵은 혈관에도 장애가 발생해 동맥경화가 일어나는 것도 문제입니다. 동맥경화가 진행되면 심장병이나 뇌졸중 같은 치명적인 큰 병으로 직결되기 쉽습니다.

그밖에도 당뇨병에 걸리면 치매, 암, 독감, 폐렴, 결핵 등의 감염증, 무좀, 피부염 등의 피부병, 치주병 등의 구강질환이 함께 발생하기 쉽습니다. 그야말로 당뇨병은 만병의 근원이라고 할 수 있습니다.

이런 합병증을 미연에 방지하려면 혈당약을 복용하거나 인슐린 주사를 맞고, 식사요법과 운동요법을 계속 병행하면서 혈당을 잘 조절하여 정상범위로 유지하는 것이 중요합니다. 그렇게 하면 당뇨병 진행뿐 아니라 다양한 합병증도 예방할 수 있습니다.

37 당뇨병이 있으면 동맥경화가 진행된다는데 그러면 어떤 병이 생길까요?

당뇨병에 걸리면 전신의 혈관 노화가 진행됩니다. 가는 혈관뿐 아니라 심장으로부터 전신으로 혈액을 보내는 동맥도 예외는 아닙니다.

고혈당으로 인해 동맥경화가 진행되면 심장의 혈관(관동맥)이 좁아져 협심증이나 심근경색이 일어나기 쉽습니다. 실제로 당뇨환자가 심근경색을 일으킬 리스크는 건강한 사람에 비해 3배 이상 높다고 밝혀졌습니다.

동맥은 몸의 다양한 부위와 연결되는데, 뇌의 혈관에서 동맥경화가 진행되면 뇌졸중(주로 뇌경색)이 일어나기 쉽습니다. 뇌경색은 반신마비나 실어증, 치매 등 후유증이 남는 일이 많아 돌봄이 필요한 질병 1위에 해당합니다. 무거운 후유증이 남으면 생활의 질은 크게 떨어집니다.

다리의 혈류가 나빠지는 폐색성 동맥경화증도 당뇨병에서 나타나는 혈류 장애 중 하나입니다. 주요 증상은 한동안 걸으면 다리의 통증으로 걸을 수 없게 되는 증상인 간헐성파행증인데, 이것은 발에 괴저가 발생하는 원인이 되기도 됩니다.

38 당뇨병이 있으면 인지증(치매)이 되기 쉽다는데 왜 그런가요?

당뇨병이 있으면 뇌혈관성 인지증이나 알츠하이머형 인지증이 일어나기 쉽습니다.

당뇨병으로 뇌혈관성 인지증이 일어나기 쉬운 이유는 당뇨병의 합병증으로 뇌경색이 다발하기 때문입니다(Q37 참조). 뇌경색이 되면 뇌혈관이 막힌 부분의 뇌신경세포가 사멸하여 인지기능에 장애가 일어나는 것입니다.

한편 알츠하이머형 인지증은 인슐린 저항성(Q10 참조)과 관련이 있다고 여겨집니다. 알츠하이머형 인지증은 아밀로이드 베타라는 독성이 있는 펩티드(아미노산의 결합물질)가 뇌에 쌓여서 발병합니다. 뇌에 아밀로이드 베타가 쌓이면 얼룩 같은 노인성 반점이라는 것이 형성되는데, 인슐린의 작용이 나쁜 사람에게 노인성 반점이 생겨난다는 것이 알려졌습니다.

따라서 고령자는 뇌혈관성 인지증이나 알츠하이머형 인지증이 함께 발병하지 않도록 당뇨병 치료를 꾸준히 받아야 합니다.

Q 39 당뇨병이 있으면 암에 걸리기 쉽다고 들었는데 정말인가요?

국내외 연구에 따르면 당뇨환자는 건강한 사람에 비해 암 발병률이 20퍼센트 정도 높다고 합니다. 많은 암 중에서도 일본의 당뇨환자에게 많이 나타나는 것은 대장암, 간암, 췌장암입니다.

당뇨환자의 암 발병률이 높은 이유는 아직 분명히 해명되지 않았지만, 다음 세 가지와 관련이 있다고 추정됩니다.

— 인슐린 저항성이 일어나면 과잉 분비된 인슐린의 혈중 농도가 높아지고, 그로 인해 암을 초래할 가능성이 있습니다.

— 고혈당에 따른 산화스트레스가 암을 초래할 가능성이 있습니다.

— 전신의 혈관에서 만성적인 염증이 발암 리스크를 높일 가능성이 있습니다.

당뇨병도, 암도 생활습관과 밀접하게 관련되어 있습니다. 당뇨환자에게 추천하는 식사요법, 운동요법, 체중 관리, 금연, 절주는 암 예방에도 도움이 됩니다.

40 당뇨환자가 중증화되기 쉽다는 코로나19 등 감염증을 방지하려면 어떻게 하면 좋을까요?

당뇨병에 걸리면 면역력이 떨어져 병원성 세균이나 바이러스가 원인이 되어 일어나는 감염증에 걸리기 쉬워집니다. 감염증은 감기와 독감을 비롯하여 요로질환인 방광염과 신우신염, 피부병인 무좀과 칸디다증, 구강병인 치주병까지 다양합니다.

당뇨환자는 감기에 걸리기 쉽고, 심해지면 기관지염이나 폐렴으로 번지는 경향이 있습니다. 이것은 세계적으로 맹위를 떨친 코로나19에 감염된 경우도 마찬가지여서 당뇨환자는 중증화되기 쉽고 폐렴 등으로 사망할 위험도 높아집니다.

당뇨환자가 감염증을 예방하는 최우선적인 방법은 혈당을 조절하여 정상범위로 유지하는 것입니다. 혈당이 안정되면 병원성 세균이나 바이러스, 진균(곰팡이)에 대한 몸의 저항성이 높아집니다.

또 백신 등 예방접종을 받는 것도 중요합니다. 특히 당뇨병이 있는 고령자라면 매년 정기적으로 독감백신을 접종할 필요가 있습니다.

3

검사와 진단에 대한 궁금증 15가지

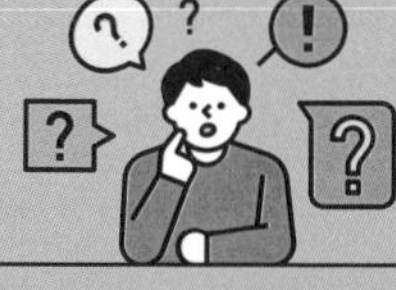

오다와라 마사토, 가와카미 마사노부

Q 41 혈당 검사가 당뇨병 진단에 필수인 이유를 알려주세요

혈당 수치는 혈액 속 글루코스(포도당)의 농도입니다. 건강한 사람은 식사하면서 당질을 섭취하면 혈당이 올라가지만, 췌장에서 혈당을 조절하는 인슐린이 분비되어 몇 시간만 지나면 다시 정상 수치로 돌아갑니다. 정상적인 공복혈당은 110mg 미만을 말합니다.

그런데 당뇨병에 걸리면 인슐린 분비량이 줄어들거나 작용효과가 악화되어 혈당이 상승하고 혈관에 장애가 생깁니다. 따라서 당뇨병을 진단할 때는 환자의 혈액을 채취하여 혈당을 측정할 필요가 있습니다.

당뇨병의 혈액검사는 공복혈당, 75g 경구 포도당 부하시험에 의한 혈당 수치, 수시혈당 중 하나와 당화혈색소를 조사합니다. 자세한 내용은 아래와 같습니다. • 가와카미 마사노부

① 공복혈당

10시간 이상 식사를 하지 않은 상태에서 측정한 혈당 수치인데, 보통 아침 식전의 혈당을 사용한다.

② 75g 경구 포도당 부하시험에 의한 혈당 수치

공복 상태에서 포도당을 75g 섭취하고 30분 후, 1시간 후, 2시간 후에 측정한 혈당 수치

③ 수시혈당

식사 시간과 관계없이 측정한 혈당 수치

Q 42 당뇨병은 혈당과 당화혈색소로 진단하는데 각각의 기준치를 알려주세요

당뇨병 검사에서는 공복혈당, 75g 경구 포도당 부하시험에 의한 혈당, 수시혈당 중 어느 하나와 당화혈색소를 조합하여 정상형인지 당뇨병형인지 판정합니다. 각각의 기준치는 다음 표를 참조하면 됩니다.

보통 건강검진에서 하는 혈액검사에서는 공복혈당과 당화혈색소를 측정하며, 당뇨병으로 판정되면 의료기관에서 재검을 받게 됩니다.

재검사에서는 75g 경구 포도당 부하시험이 이루어져 시간의 경과에 따라 혈당이 어떻게 변화하는지를 조사합니다. 나아가 수시혈당을 측정함으로써 식후혈당의 추이를 더 자세히 알 수 있습니다.

• 가와카미 마사노부

(*일본의 국가건강검진에서는 당화혈색소 검사가 기본 검사 항목에 포함되지만, 현재 우리나라에서는 포함되어 있지 않음—옮긴이)

혈액검사의 기준치

- **공복혈당**
  →110mg/dl 미만이면 정상형
  →126mg/dl 이상이면 당뇨병형
- **수시혈당**
  →200mg/dl 이상이면 당뇨병형
- **75g 경구 포도당 부하시험 2시간 혈당 수치**
  →140mg/dl 미만이면 정상형
  →200mg/dl 이상이면 당뇨병형
- **당화혈색소(NGSP)**
  →5.6퍼센트 미만이면 정상형
  →6.5퍼센트 이상이면 당뇨병형

※정상형, 당뇨병형에 해당하지 않는 경우는 경계형으로 판정된다(Q50 참조).

Q 43 혈당 수치는 일정하지 않고 일내변동을 반복한다고 하는데 어떻게 변하나요?

혈당 수치는 당질을 섭취하면 상승했다가 인슐린 분비와 작용으로 서서히 낮아집니다. 항상 일정한 값이 아니라 먹을 때마다 오르락내리락하는 것입니다. 이것을 '일내변동'이라고 합니다.

연속 혈당측정기(Continuous glucose monitoring, CGM, Q54 참조)로 정상인 사람, 초기 당뇨환자, 진행된 당뇨환자의 혈당을 측정해 일내변동을 비교해본 것이 다음 그래프입니다. 어느 경우든 식사 전에는 혈당이 떨어지지만 식후에 다시 높아져서 1, 2시간 후에 피크에 도달하게 되고 그 뒤 서서히 낮아집니다. 따라서 그래프상에는 세 개의 산이 나타납니다.

하지만 혈당 수치가 완만하게 변동하는 정상인에 비해 초기 당뇨환자는 식후혈당이 급상승합니다. 혈당 스파이크(Q26 참조)를 일으키기 때문입니다. 나아가 당뇨병이 진행된 사람은 아침 식사 후부터 고혈당 상태가 지속되고, 점심 식후, 저녁 식후에 혈당 스파이크를 일으킬 때마다 혈당이 비정상적으로 높아집니다. 이처럼 당뇨병이 진행될수록 혈당 조절이 어려워진다는 것을 알 수 있습니다. • 가와카미 마사노부

혈당의 '일내변동' 비교

건강한 사람

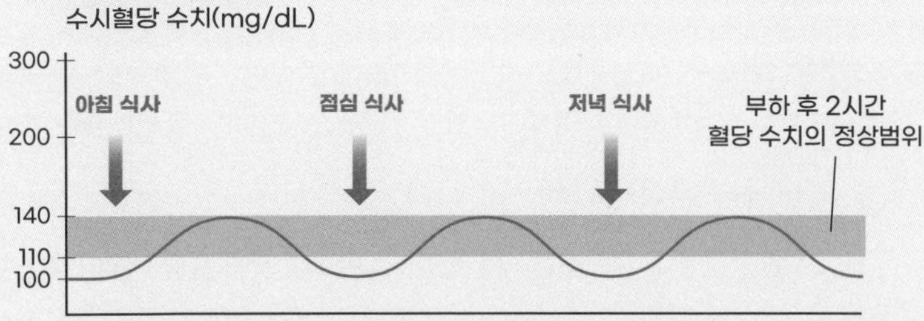

건강한 사람은 식사 후 완만하게 혈당이 상승하여 피크에 달하면 완만하게 하강한다.
그 추이는 부하 후 2시간 혈당 수치의 정상범위 내에 머무른다.

초기 당뇨환자

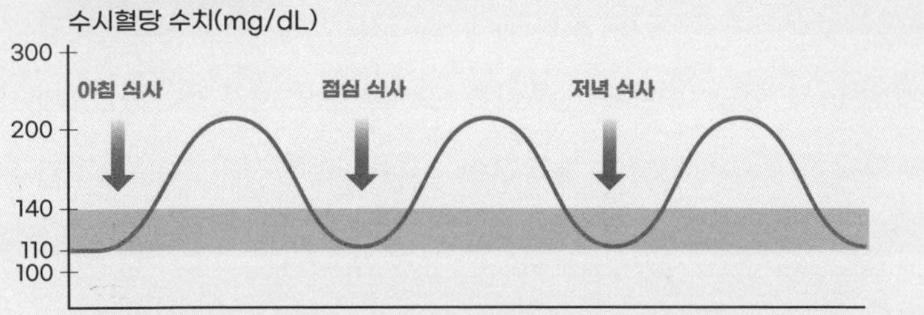

초기 당뇨환자는 식후에 혈당이 급상승한다. 수시혈당 수치의 위험 수준인
200mg/dL을 넘는다. 피크에 달한 후에는 대개는 당뇨 전 단계까지 떨어진다.

당뇨병이 진행된 사람

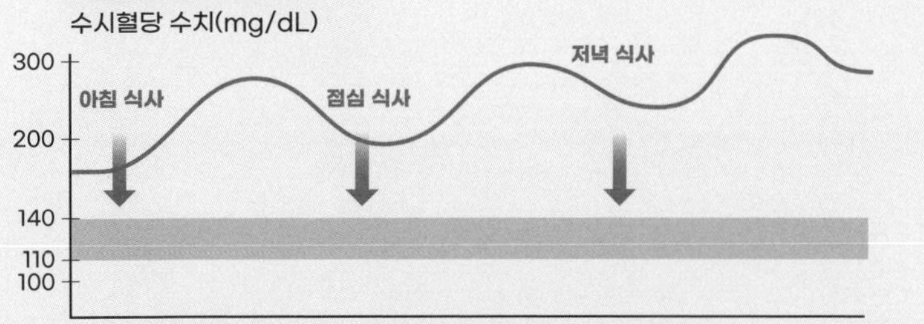

당뇨병이 진행된 사람은 아침 식사 전부터 당수치가 상당히 높고
식후에도 좀처럼 떨어지지 않는다. 수시혈당 수치의 위험 수준인 200mg/dL을
넘는 상태가 오래 지속된다.

44 당화혈색소 검사가 중요한 이유가 뭔가요?

당화혈색소는 혈액 속 적혈구 성분인 헤모글로빈(혈색소)에 포도당이 결합한 비율을 나타내는 수치입니다.

본래 헤모글로빈은 산소를 세포로 운반하는 역할을 합니다. 혈당 속 포도당은 적혈구 성분인 헤모글로빈에 결합하는데, 포도당과 결합한 헤모글로빈이 바로 당화혈색소입니다. 건강한 사람의 당화혈색소는 5.6퍼센트 미만이지만, 고혈당이 될수록 수치가 올라갑니다.

당화혈색소가 당뇨병 진단에서 중시되는 이유는 채혈 2개월 전까지 거슬러서 혈당치의 평균 추이를 알 수 있기 때문입니다. 그에 비해 공복혈당이나 수시혈당은 측정값이 높더라도 일시적으로 수치가 높아진 것일 수 있습니다. 그래서 당뇨병 진단에서는 혈당 수치와 당화혈색소를 세트로 조사해야 합니다.

당뇨병 치료에서 혈당 조절의 목표치는 당화혈색소를 6.0미만으로 낮추는 것, 즉 혈당 정상화입니다. • 가와카미 마사노부

45 당화혈색소 기준치가 이전보다 느슨해졌다는데 이유가 뭔가요?

결코 기준치가 완화된 것은 아닙니다. 당화혈색소 수치를 나타낼 때, 과거 일본에서는 JDS값이라는 독자적인 규격을 사용했는데, 2012년부터는 당뇨병 진료의 국제표준화에 따라 세계의 많은 국가에서 사용하는 NGSP값을 사용하게 되었습니다. 즉 기준치가 느슨해진 것이 아니라 사용하는 규격이 바뀐 것입니다.

JDS와 NGSP 수치는 어느 쪽이든 포도당이 결합한 당화혈색소 비율을 나타내는 수치입니다. 하지만 일본에서 정해진 조건에 따라 측정한 JDS값은 NGSP값에 비해 약 0.4퍼센트 낮은 값이 됩니다. 그 때문에 이전에는 6.1퍼센트 미만이었던 당화혈색소에 의한 당뇨병 진단 기준이 6.5퍼센트 미만으로 변경된 것입니다.

확실히 수치만 보면 6.1퍼센트에서 6.5퍼센트로 당뇨병 진단 기준이 완화된 것으로 착각할 수 있습니다. 그러나 NGSP값을 사용하면 혈액검사에서 측정된 당화혈색소 수치는 JDS값보다 0.4퍼센트 높게 나옵니다. 즉 진단 기준으로는 NGSP값과 JDS값이 동일합니다.

46 당뇨병이라고 진단받을 때까지의 흐름을 자세히 알려주세요

당뇨병이라고 진단하는 것은 첫째, 혈액검사에서 혈당 수치(공복혈당, 75g 경구 포도당 부하시험에 의한 혈당, 수시혈당)와 당화혈색소 양쪽에서 당뇨병형으로 판정된 경우, 둘째, 혈당 수치만 당뇨병형으로 나타나면서 당뇨병의 전형적 증상이나 망막증이 인정되는 경우입니다. 따라서 당화혈색소만 당뇨병형으로 나왔다거나, 혈당 수치만 당뇨병형이면서 당뇨병형의 전형적 증상이나 망막증이 나타나지 않는 경우에는 재검사를 해야 합니다. 재검사는 대략 1개월 이내에 실시합니다.

초회 검사에서 혈당 수치만 당뇨병형이었던 사람은 재검사에서 혈당 수치와 당화혈색소 양쪽 모두, 또는 어느 한쪽이 당뇨병형이라고 판정되면 당뇨병으로 진단합니다. 또 초회 검사에서 당화혈색소만 당뇨병형이었던 사람은 재검사에서 혈당 수치와 당화혈색소 양쪽, 또는 혈당 수치만 당뇨병형이라고 판정되면 당뇨병으로 진단합니다.

다만 재검사에서 당뇨병이라고 판정되지 않은 경우에도 가까운 장래에 본격적으로 당뇨병이 발병할 가능성이 있기 때문에 3~6개월 이내에 다시 혈액검사를 받아야 합니다.

당뇨병 진단 플로차트

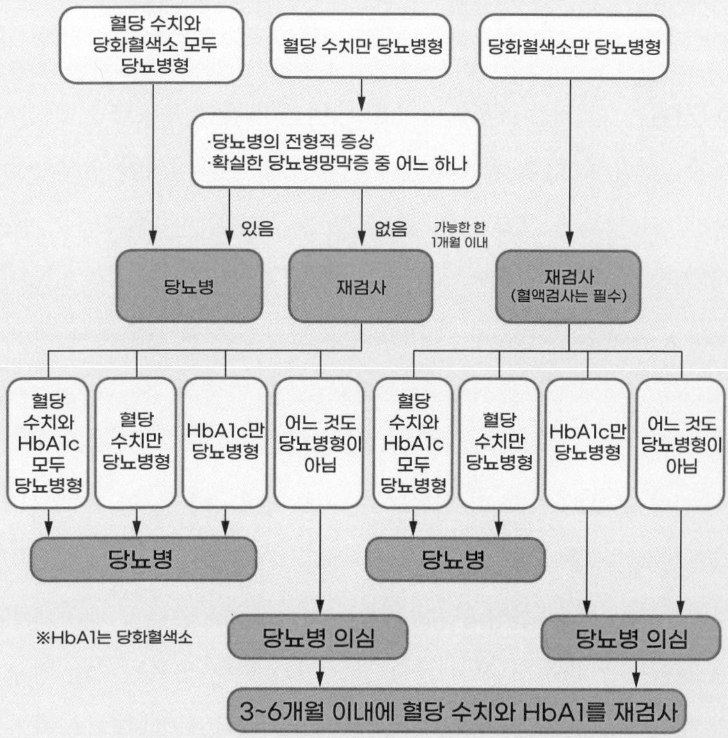

당뇨병형의 판정 기준

▶ 공복혈당 수치
→ 126mg/dL 이상

▶ 수시혈당 수치
→ 200mg/dL 이상

▶ 75g 경구 포도당 부하시험
2시간 혈당 수치
→ 200mg/dL 이상

▶ 당화혈색소(NGSP)
→ 6.5 퍼센트 이상

* 출처: 일본당뇨병학회, 《당뇨병 치료 가이드라인 2019》

Q 47 당뇨병 진단을 위한 검사를 여러 번 하는 이유가 뭔가요?

이전에는 당뇨병이라고 진단을 내리려면 원칙적으로 2회 검사가 필요했습니다. 그렇지만 2010년에 진단 기준이 개정되어 현재는 초회 검사만으로 당뇨병 진단을 내리게 되었습니다.

하지만 초회 혈액검사에서 혈당 수치와 당화혈색소 중 어느 하나만 당뇨병형 수치를 나타내는 사람들이 많고, 그 경우 재검사를 하게 됩니다(Q46 그림 참조). 그러므로 실제로는 2회 이상 검사를 받는 사람이 많습니다.

이처럼 검사를 여러 번 하는 이유는 혈당이 하루 동안 크게 변동하는 일내변동 때문입니다(Q43 참조). 특히 초기 당뇨환자는 공복혈당은 정상이어도 식후에 혈당 스파이크로 혈당이 급상승하기 때문에 당화혈색소만 높은 경우도 적지 않습니다. 이와 같은 경우는 75g 경구 포도당 부하시험으로 식후혈당의 추이를 확인해야만 합니다. 나아가 수시혈당도 검사하면 더 정확한 진단을 내릴 수 있습니다.

• 가와카미 마사노부

48 건강검진을 매년 받고 있어요. 검사 수치가 정상이라면 문제가 없나요?

매년 혹은 2년에 한 번 받는 건강검진 결과 혈당 수치(공복혈당)와 당화혈색소가 모두 정상이라면 일단 문제는 없어 보입니다.

혈액검사 이외에 유의해야 하는 것은 소변 검사로 알아보는 요당의 결과입니다. 요당은 혈액 속 포도당이 소변으로 새어 나온 것을 말합니다.

요당은 혈액에서 포도당을 여과하는 신장의 질병(신장성 당뇨)으로 나타나는 경우도 있으니 검사 결과가 양성이라고 해서 반드시 고혈당을 동반하는 것은 아닙니다. 하지만 요당이 양성이고, 혈당 수치나 당화혈색소가 수준상한에 근접한 높은 값(당뇨 전 단계나 경계형)이라면 본격적으로 당뇨병이 발병할 가능성이 높다고 하겠습니다.

또 대사증후군 검사에서 비만으로 판정된 사람이라면 안심할 수 없습니다. 설령 지금은 혈당이나 당화혈색소가 정상으로 나오더라도 조만간 고혈당이 되어 당뇨병에 걸릴 위험이 크다고 하겠습니다. 따라서 대사증후군 검사에서 비만으로 판정된 사람은 식생활을 바로잡고 운동 습관을 들여 체중을 적정 수준까지 줄여야 합니다. • 가와카미 마사노부

Q 49 건강검진 결과 재검사를 받으라는 통지를 받았어요. 재검사가 꼭 필요한가요?

건강검진 결과 재검사가 필요하다는 것은 혈액검사에서 혈당 수치(공복혈당)나 당화혈색소 중 하나가 당뇨병형 수치를 보이는데, 당뇨병의 전형적인 증상이나 망막증은 아직 나타나지 않은 상태라는 뜻입니다(Q46 그림 참조). 그런 사람은 내과를 방문해 재검사를 받아야 합니다. 재검사는 혈당의 변화를 좀 더 상세하게 조사하기 위해 필요합니다.

혈당은 늘 일정한 것이 아니라 식사를 할 때마다 오르락내리락합니다. 이것을 일내변동이라고 합니다(Q43 참조). 건강검진할 때는 괜찮았더라도 다른 시간대에 혈당을 측정하면 당뇨병형이라고 판정되는 일도 적지 않습니다.

따라서 재검사에서는 75g 경구 포도당 부하시험이 이루어집니다. 포도당을 섭취하고 30분 후, 1시간 후, 2시간 후의 혈당을 조사함으로써 일내변동의 추이를 어느 정도 알 수 있어 당뇨병의 정확한 진단이 가능한 검사입니다.

그러니 재검사를 하라고 권장하면 반드시 검사를 받아보십시오.

• 가와카미 마사노부

Q 50 병원에서의 진단평가는 세 유형으로 분류된다고 하는데 어떻게 평가되나요?

당뇨병은 건강검진할 때 측정한 공복혈당과 재검사할 때 '75g 경구 포도당 부하시험'에서 측정한 부하 후 2시간 혈당을 조합해 '정상형(당뇨 전 단계)', '경계형', '당뇨병형' 중 하나로 평가를 내립니다.

우선 당뇨 전 단계는 정상형이기는 하지만 당뇨병으로 이행하기 쉬운 상태입니다. 이 단계는 아직 치료 대상은 아닙니다.

다음, 경계형은 당뇨병이 되기 일보 직전인 상태입니다. 당뇨병이 발병할 가능성이 높아 연 1,2회 검사가 필요합니다. 또 식사나 운동 등 생활습관을 바로잡는 방법도 지도합니다.

당뇨병형은 이미 질병이 발병한 것이니 즉시 치료를 시작해야 합니다. • 가와카미 마사노부

혈액검사에 따른 세 유형 분류

정상(당뇨 전 단계)	당뇨 전 단계는 75g 경구 포도당 부하시험을 권장한다.
경계형	당뇨병 예비군 1년에 1, 2회 정기검사를 받아야 한다.
당뇨병형	식사요법, 운동요법, 약물요법으로 혈당 수치를 조절한다.

공복혈당과 부하 후 2시간 혈당에 따른 판정 구분

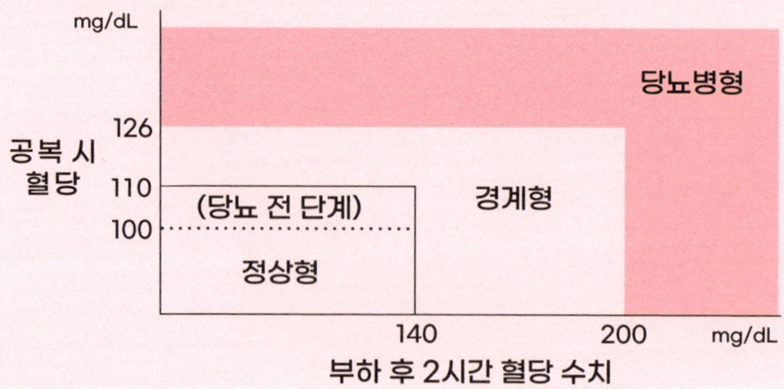

Q 51 경계형이라고 진단받았습니다. 당뇨병이 아니니 안심해도 될까요?

당뇨병 판정의 세 가지 유형(Q50 참조) 중 '경계형'은 정상도 아니고 당뇨병도 아닌 회색 지대에 머무르는 상태입니다.

원래 경계형은 세계보건기구(WHO)가 당뇨병 진단 기준에 포함시킨 공복혈당 장애(IFG), 내당능 장애(IGT)로 분류됩니다. 경계형은 아직 본격적으로 당뇨병이 발병하지 않은 상태이므로 혈당 강하제 복용 등의 치료는 이루어지지 않습니다. 하지만 경계형의 공복혈당 수치는 110~125mg이고(126mg 이상이면 당뇨병형), 당화혈색소는 6.0~6.4퍼센트(6.5퍼센트 이상이면 당뇨병형)로 높은 상태여서 언제든 본격적인 당뇨병으로 이행해도 이상하지 않은 상태라고 볼 수 있습니다.

그 때문에 적어도 6개월~1년에 한 번은 검사를 받고, 식사나 운동 습관 등 생활습관을 바로잡아 혈당을 조절하는 것이 중요합니다. 본격적인 당뇨병 발병을 미연에 방지하려면 꼭 필요한 과정입니다. 경계형이라고 해서 결코 방심해서는 안 됩니다. • 가와카미 마사노부

52 혈당 수치나 당화혈색소 외에도 검사가 있는 것 같은데 어떤 검사인가요?

당뇨병의 주요 검사로는 혈당 수치나 당화혈색소 측정이 있는데, 그밖에도 몇 가지 질병의 진행 상태를 조사하는 검사가 있습니다. 검사 항목은 다음과 같습니다.

— **글리코알부민 검사**

혈액 속 글리코알부민(당화단백질)을 조사하는 검사입니다.

지난 2주~1개월 동안의 혈당 추이를 알 수 있습니다.

— **1.5-AG 검사**

혈액 속 1.5-안하이드로글루시톨(요당과 함께 배출되는 물질)을 조사하는 검사입니다. 수치가 낮으면 요당이 늘어난 것으로 판단합니다.

— **C-펩티드 검사**

소변 속 C-펩티드(인슐린의 전구체에서 만들어진 단백질)를 조사하는 검사입니다. 얼마만큼 인슐린이 분비되었는지 알 수 있습니다.

— **요케톤체 검사**

지방이 분해되었을 때 생성되는 물질인 케톤체가 소변 속에 나왔는지 여부를 조사하는 검사입니다.

양성인 경우 당대사에 이상이 있다고 판단합니다.

그밖에도 3대 합병증(망막증, 신증, 신경장애)이나 협심증, 심근경색 등의 검사를 하기도 합니다. • 가와카미 마사노부

Q 53 혈당 수치를 24시간 조사하는 혈당 추이 검사로 숨은 당뇨병을 발견할 수 있다면서요?

당뇨병의 초기에는 계속 고혈당 상태가 지속되는 것이 아니라 식전에는 건강한 사람 수준까지 혈당이 떨어지고, 식사를 하면 혈당 스파이크(Q26 참조)가 일어나서 혈당이 급상승합니다. 이런 일내변동 때문에 건강검진에서 공복혈당을 측정해도 정확히 알 수 없는 경우가 많습니다.

당뇨병임에도 공복혈당이 정상이어서 진단에서 발견되지 않는 경우를 '숨은 당뇨병'이라고 합니다. 숨은 당뇨병이던 사람이 당뇨병으로 진단을 받을 때는 중증 당뇨병으로 진행된 이후일 수 있어서 조기 발견이 중요합니다.

숨은 당뇨병인지 여부는 75g 경구 포도당 부하시험을 해서 30분 후, 1시간 후, 2시간 후의 혈당을 조사하면 알 수 있습니다.

최근에는 '혈당 추이'를 알기 위해 간이 혈당측정기를 사서 혈당자가측정(SMBG)을 할 수 있습니다. 하루 7, 8회 정도 자가측정을 하면 의료기관에서 검사를 받지 않아도 혈당의 24시간 추이를 알 수 있어 숨은 당뇨병 발견에 도움이 됩니다.

54 연속 혈당측정기를 이용한 혈당 추이 검사로 당뇨병 진행도도 알 수 있나요?

혈당의 일내변동을 조사하는 혈당 추이 검사에는 세 가지 방법이 있습니다. 첫째는 간이 혈당측정기를 사용한 혈당자가측정, 둘째는 연속 혈당측정기를 이용한 3~10일간의 연속 측정, 셋째는 '순간 주사형 혈당측정기(Flash glucose monitoring, FGM)'를 이용한 14일간의 연속 측정입니다.

혈당자가측정은 바늘로 손끝을 찔러 채혈하여 혈당을 측정합니다. 한편 연속 혈당측정기와 순간 주사형 혈당측정기는 피부 표면에 바늘을 꽂아 피하 간질액에 함유된 포도당의 양을 자동 측정합니다. 연속 혈당측정과 순간 주사형 혈당측정은 의료기관에서 행하며, 입원이나 외래로 받을 수 있습니다. 연속 혈당측정을 하면 일내변동뿐 아니라 평일과 주말의 혈당 변동도 상세히 알 수 있습니다.

연속 혈당측정에서는 혈당 수치의 일내변동이 실시간으로 검출되므로 당뇨병 진행도를 한눈에 알 수 있습니다(Q43 그림 참조). 다만 연속 혈당측정을 받을 수 있는 사람은 혈당이 널뛰기 쉬운 사람, 임신 중인 사람, 수술을 받는 사람 등으로 제한됩니다.

55 합병증 유무를 알아보는 검사에는 어떤 것이 있나요?

당뇨병의 검사에서는 혈당 수치나 당화혈색소뿐 아니라 3대 합병증(망막증, 신증, 신경장애)의 유무도 함께 조사하는 것이 중요합니다. 3대 합병증 검사에는 다음과 같은 것이 있고, 이상이 발견되면 치료 대상이 됩니다. • 가와카미 마사노부

당뇨병성 망막증

— **안저 검사**

안저 카메라로 망막 혈관의 이상 유무를 조사합니다.

당뇨병성 신증(당뇨병성 신장병)

— **요단백 검사**

소변 속의 단백질 양을 통해 신장의 작용을 조사합니다.

소변 속 알부민(미량 알부민)의 양을 조사하는 경우도 있습니다.

당뇨병성 신경장애

— **건반사 검사**

무릎 아래나 아킬레스건을 기구로 때려서 반응을 조사합니다.

— **지각 검사**

바늘로 피부를 찔러 통각을 조사합니다. 그밖에도 진동을 전달하는 음차를 복사뼈에 대어 진동을 느끼는 시간을 측정하는 진동각 검사를 하기도 합니다.

4

치료에 대한 궁금증 15가지

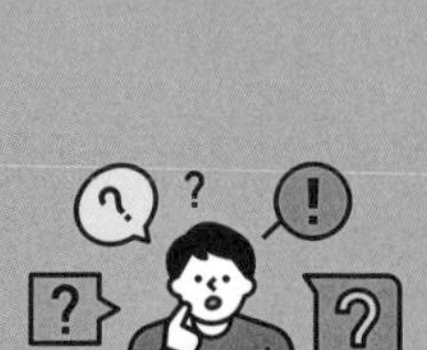

_오다와라 마사토

Q 56 당뇨병으로 진단을 받으면 어떤 치료를 하게 되나요?

당뇨병으로 진단을 받으면 혈당을 정상범위로 조절하기 위한 치료를 하게 됩니다. 치료의 중심이 되는 것은 식사요법과 운동요법 그리고 약물요법입니다. 이때 제1형 당뇨병과 제2형 당뇨병은 치료의 흐름이 조금 다릅니다.

제1형 당뇨병의 경우는 췌장에서 인슐린이 거의 분비되지 않기 때문에 인슐린 제제를 필요한 만큼 주사하는 것이 필수적입니다. 이를 인슐린요법이라고 하는데, 거기에 식사요법과 운동요법을 병행하여 혈당을 조절합니다.

제2형 당뇨병의 경우는 과식이나 운동 부족 등 나쁜 생활습관 때문에 발병한 것으로, 아직 췌장에서 인슐린이 분비되고 있는 경우가 많아서 일단 식사요법이나 운동요법으로 혈당 조절을 시도하고, 그것으로 불충분할 때 혈당 강하제를 복용하거나 인슐린요법을 실시합니다.

또 임신성 당뇨병의 경우 식사요법과 운동요법으로 불충분할 때는 태아에게 영향을 주지 않기 위해 처음부터 인슐린요법을 실시합니다 (Q23 참조).

Q 57 당뇨병으로 진단되면 꼭 약을 먹어야 하나요?

Q56에서 설명한 것처럼 제1형 당뇨병과 임신성 당뇨병은 처음부터 인슐린요법을 실시합니다. 따라서 혈당약을 복용하는 경우는 주로 제2형 당뇨병으로 진단받았을 때입니다.

혈당약에는 인슐린 분비를 촉진하는 약(DPP-4 저해제 등), 인슐린의 효과를 좋게 만드는 약(비구아나이드계 약물 등), 식후 고혈당을 억제하는 약(알파글루코시다아제 저해제 등), 혈액 속 포도당을 소변과 함께 배출하는 약(SGLT2 저해제 등)이 있습니다. 당뇨병의 상태를 고려하면서 이들 약을 1제 또는 2제 이상 조합하여 치료합니다.

다만 제2형 당뇨병이라고 해서 반드시 혈당약을 복용해야만 하는 것은 아닙니다. 오히려 중요한 것은 식사요법과 운동요법입니다. 이를 통해 혈당을 정상범위 내로 조절하고, 비만인 경우 표준체중으로 감량하는 것이 중요합니다. 실제로 약을 복용하지 않고도 혈당 조절을 잘하는 환자는 많이 있습니다.

58 당뇨병 치료의 기본이 식사와 운동이라고 하는데 이유가 뭔가요?

식사요법과 운동요법은 당뇨병 치료의 기본이며, 두 요법 모두 혈당을 적절하게 관리하기 위해 빼놓을 수 없습니다.

당뇨병이 발병하면 식사로 섭취한 당질을 에너지로 이용하기 어려워져 고혈당 상태가 이어지고, 인슐린을 분비하는 췌장에 부담이 더해져 동맥경화도 진행되기에 합병증이 일어나기 쉽습니다. 그 때문에 식사요법으로 총열량을 제한하고 당질을 과잉 섭취하지 않도록 하여 식후혈당의 급상승을 억제해야 합니다.

게다가 당뇨환자는 대부분 운동 부족 상태라서 비만이거나 근육량이 적은 사람이 많고, 대사가 잘 이루어지지 않아 에너지 소비량이 적어져 고혈당을 일으키기 쉬운 체질이 되어 버립니다. 그러므로 적절한 운동으로 혈액 속 포도당의 소비량을 늘려 고혈당을 방지하는 것이 중요합니다.

최근의 연구에서는 근력 트레이닝과 유산소운동을 조합한 방법으로 인슐린을 사용하지 않고 혈액 속 포도당을 근육으로 끌어들일 수 있다는 것이 밝혀졌습니다.

Q 59 당뇨병 치료는 나이에 따라 달라지나요?

나이를 막론하고 당뇨병 치료에는 식사요법과 운동요법을 중심으로 필요에 따라 혈당 강하제 복용이나 인슐린요법을 적용합니다.

당화혈색소의 경우 혈당 관리의 목표치는 ①혈당 정상화에는 6.0퍼센트 미만, ②합병증을 예방하는 데는 7.0퍼센트 미만 ③치료가 어려운 경우에는 8.0퍼센트 미만입니다. 다만 이런 목표치는 환자의 나이나 당뇨병이 발병한 기간, 다른 장기의 질환 유무, 저혈당의 위험성, 지원 체제 등을 고려하여 의사가 개별적으로 설정합니다.

문제는 고령자일 때 약이 너무 잘 들어서 저혈당을 일으키기 쉽다는 것입니다. 혈당이 50mg 이하로 떨어지면 중추신경증상이 나타나 혼수상태에 빠지고 생명을 잃기도 합니다. 특히 고령자는 뇌혈관성 치매나 알츠하이머형 치매가 나타나거나, 서고 걷고 앉는 ADL(일상생활 동작)이 둔해지거나, 다른 병을 함께 일으키는 일이 많습니다.

그래서 2016년에 일본당뇨병학회와 일본노년의학회의 합동위원회는 고령자 당뇨병의 혈당 관리 목표치를 발표했습니다. 상세한 내용은 다음 표를 참조하면 됩니다.

인지기능이나 ADL 정도, 다른 병이나 기능 장애의 유무 등에 따라 카테고리 1~3의 세 가지 유형으로 분류됩니다. 그리고 중증 저혈당이 우려되는 약을 복용하는지 아닌지에 따라서도 혈당 관리 목표치가 각각 달라집니다.

제시된 혈당 관리 목표치는 어디까지나 안전하게 치료받기 위한 기준이고, 실제 목표치는 유연하게 정해집니다. 예를 들면 카테고리 1에서 중증 저혈당을 일으키는 약을 복용하지 않으며 경과가 양호하다면 혈당 관리 목표치는 65세 미만과 같은 6.0퍼센트 미만으로 정해도 괜찮습니다.

고령자 당뇨병의 혈당 관리 목표치

<table>
<tr><th colspan="2"></th><th colspan="2">카테고리 1</th><th>카테고리 2</th><th>카테고리 3</th></tr>
<tr><td colspan="2">환자 특성,
건강 상태</td><td colspan="2">1. 인지기능 이상
동시에
2. ADL(일상생활동작) 자립</td><td>1. 경도 인지장애 ~ 경도 치매
또는
2. 수단적 ADL 저하 기본적 ADL 자립</td><td>1. 중등도 이상의 치매
또는
2. 기본적 ADL 저하
또는
3. 많은 질환이나 기능 장애가 함께 있음</td></tr>
<tr><td rowspan="2">중증 저혈당이 우려되는 약을 사용 (인슐린 제제, SU, 글리니드 등)</td><td>없음</td><td colspan="2">7.0% 미만</td><td>7.0% 미만</td><td>8.0% 미만</td></tr>
<tr><td>있음</td><td>65세 이상~ 75세 미만
7.5% 미만 (하한 6.5%)</td><td>75세 이상
8.0% 미만 (하한 7.0%)</td><td>8.0% 미만 (하한 7.0%)</td><td>8.5% 미만 (하한 7.5%)</td></tr>
</table>

*출처: 일본당뇨병학회와 일본노년의학회의 합동위원회, 《고령자 당뇨병의 혈당 조절 목표치(당화혈색소)》

*기본적 ADL은 옷 입기, 이동, 목욕, 화장실 사용 등이고, 수단적 ADL은 장보기, 식사 준비, 복약 관리, 금전 관리 등을 의미한다.

Q 60 제1형 당뇨병 치료에서도 식사와 운동은 기본인가요?

제1형 당뇨병은 자가면역이나 기타 원인으로 인슐린이 고갈되는 것인데, 좋지 않은 생활습관이 있으면 혈당 조절이 악화됩니다. 따라서 제1형 당뇨병의 치료는 인슐린을 약제로 보충하기 위한 인슐린요법을 기본으로 하되 좋은 생활습관을 유지하는 것도 필요합니다.

제1형 당뇨병 환자가 혈당을 제대로 조절하려면 스스로 혈당을 측정하는 혈당자가측정을 하며 인슐린 제제의 필요량을 가감하는 것이 필요합니다. 그렇게 함으로써 고혈당이나 저혈당을 방지하고, 양호한 혈당을 유지할 수 있습니다.

그렇지만 인슐린요법을 실시한다고 해도 비만해지면 주사한 인슐린 제제의 효과가 나빠진다는 것이 알려졌습니다. 따라서 비만해지지 않도록 과식을 삼가고 운동습관을 들이는 것이 중요합니다.

인슐린요법을 적절하게 실행하고 비만도 예방한다면 제1형 당뇨병 환자라도 평범하게 사회생활을 할 수 있습니다.

Q 61 식사요법과 운동을 계속하기가 힘듭니다. 약만 먹고 좋아질 수는 없을까요?

제1형 당뇨병에서는 인슐린요법이 필수지만 좋은 생활습관을 계속하는 것도 중요합니다.

당뇨병 중 90퍼센트 이상을 차지하는 제2형 당뇨병은 과식이나 운동 부족 따위의 나쁜 생활습관이 원인이 되어 발병합니다. 생활습관을 바로잡지 않으면 당뇨병의 3대 합병증까지 초래하기 쉽습니다. 따라서 제2형 당뇨병 환자는 식사요법과 운동요법을 적극적으로 실행해야 합니다. 그런 다음 혈당약 복용이나 인슐린요법을 실시해야만 합니다.

물론 약을 복용하는 것만으로 혈당이 떨어지는 경우도 있습니다. 그러나 약만으로 혈당을 조절한다면 약의 양과 종류가 많아질 수밖에 없고, 결과적으로 비만을 조장하게 되기도 합니다. 고령자의 경우에는 너무 많은 약을 병용하게 되는 문제도 발생합니다.

따라서 식사요법과 운동요법을 계속하는 것이 바람직합니다.

Q 62 당뇨병 진단 이후 식전과 식후 등으로 채혈 시간을 바꿔 검사하는 이유를 알려주세요

보통 건강검진에서 측정하는 혈당 수치는 공복혈당뿐이고, 재검사에서 75g 경구 포도당 부하시험을 하게 되는데, 공복혈당 외에 30분 후, 1시간 후, 2시간 후의 혈당을 측정합니다. 당뇨병이라고 진단을 받으면 식사를 언제 했는지에 관계없이 수시혈당을 측정하는 경우가 많습니다. 수시혈당 검사는 식전, 식후에 관계없이 이루어지므로 지난 측정에서 채혈한 시간대와 비교해서 혈당 일내변동(Q43 참조)의 대략적 추이를 파악할 수 있다는 이점이 있습니다.

당뇨병 환자뿐 아니라 건강한 사람도 혈당은 24시간 동안 크게 변화합니다. 일내변동의 추이를 파악하면 혈당이 어느 시간대에 올라가고 떨어지는지, 낮 동안 고혈당 상태가 얼마나 지속되는지를 알 수 있습니다.

이런 일내변동 데이터와 1, 2개월 동안의 혈당 수치 추이를 나타내는 당화혈색소를 고려하여 의사는 처방하는 약의 양과 종류를 조절하게 됩니다. 약 조절은 고혈당뿐 아니라 저혈당을 방지하기 위해서도 중요합니다.

63 약을 먹어도 좀처럼 혈당 수치가 떨어지지 않아요. 인슐린 치료가 필요한가요?

제2형 당뇨병이라고 진단받으면 식사요법과 운동요법을 실시하면서 혈당약을 복용하는데도 생각처럼 혈당이 떨어지지 않는 경우가 있습니다. 약의 양이나 종류를 조절해도 개선되지 않으면 인슐린을 분비하는 췌장의 베타세포가 매우 손상되었다고 판단해 인슐린요법을 검토하게 됩니다.

인슐린요법을 실시하는 경우, 하루에 최소 1회 이상 여러 번 스스로 주사를 놓아야만 하는데다가 저혈당을 예방하기 위해 혈당자가측정도 해야 합니다. 그 때문에 인슐린요법 실시를 꺼리는 사람도 많습니다. 하지만 스스로 인슐린 제제를 주사할 때 사용하는 펜형 주사기는 통증이 적어 환자에게 그렇게 큰 부담이 되지 않습니다.

또 일시적으로 인슐린요법을 실시하는 동안 지친 베타세포가 쉴 수 있어 결과적으로 인슐린 분비량이 회복되기도 합니다. 그렇게 되면 혈당약을 복용하는 단계로 되돌아갈 수 있어서 인슐린요법을 중지할 수 있습니다.

Q 64 혈당 수치가 정상화되면 약이나 운동을 중단해도 될까요?

통상적으로 당뇨병의 치료는 당화혈색소가 6.0 미만으로 저하되면 '혈당이 거의 정상화됐다'고 판단합니다. 이 정도까지 당화혈색소가 떨어져서 안정되면 합병증이 일어날 위험은 크게 줄어듭니다.

그렇다고 당뇨병 치료를 중단해도 좋다는 의미는 아닙니다. 당뇨환자는 인슐린 분비량이나 작용에 문제가 있기 때문에 식사요법과 운동요법을 중단하거나 혈당약 복용을 중지하면 대개 다시 고혈당 상태로 돌아갑니다.

혈당이 정상화되면 우선은 식사요법과 운동요법을 계속하면서 약의 양이나 종류를 줄여봅니다. 그렇게 해서 혈당치가 안정적으로 나오면 나중에는 약을 끊고 식사요법, 운동요법만으로 조절할 수 있습니다.

다만 혈당이 정상화되어 약을 중단할 수 있는 경우는 제2형 당뇨병 환자나 일시적인 당대사 이상으로 일어나는 임신성 당뇨환자만 해당됩니다. 제1형 당뇨병 환자는 혈당이 정상화되어도 인슐린요법을 계속 실시해야만 합니다.

Q 65 혈당 수치를 정상으로 유지하면 합병증을 막을 수 있을까요?

당뇨병의 합병증을 방지하려면 당화혈색소를 적어도 7퍼센트 미만으로 억제해야 합니다. 나아가 그것보다 1퍼센트 낮은 6퍼센트 미만(혈당 정상화)을 유지할 수 있다면 일단 안심해도 좋습니다.

다만 정상화되기 이전의 당화혈색소가 7퍼센트 이상 또는 8퍼센트, 9퍼센트를 넘을 정도로 높았던 사람은 고혈당의 악영향으로 전신의 혈관이 손상되어 이미 동맥경화가 진행되었을 가능성이 있습니다.

특히 고혈압이나 지질이상증 같은 다른 생활습관병이 함께 나타난 사람은 혈당 수치뿐만 아니라 혈압이나 중성지방 수치, LDL 콜레스테롤 수치도 낮은 수준으로 억제하지 않으면 동맥경화가 한층 진행되어 3대 합병증이나 뇌경색, 협심증, 심근경색 등의 중대한 질병이 일어날 수 있습니다.

대사증후군이 있는 사람은 당뇨병, 고혈압, 지질이상증을 함께 가지기 쉬우니 혈당 수치가 정상화되어도 체중 감량을 위해 노력해야 합니다.

Q 66 스스로 혈당을 측정할 필요가 있는 사람은 어떤 경우인가요?

당뇨환자 중에는 혈당자가측정(SMBG, Q54 참조)을 해야 하는 사람이 있습니다. 대상은 다음과 같습니다.

— 제1형 당뇨병으로 인슐린요법을 실시하는 사람
— 제2형 당뇨병으로 인슐린요법을 실시하는 사람
— 당뇨병 치료를 받고 있으면서 임신과 출산을 희망하는 여성
— 혈당 조절이 잘 되지 않고 저혈당이 빈번하게 일어나는 사람

우선, 인슐린요법을 실시하는 사람은 주사하는 인슐린 제제의 양을 조절할 필요가 있기 때문에 혈당자가측정을 하는 것이 바람직합니다.

다음으로 당뇨병이면서 임신과 출산을 희망하는 여성은 당뇨약을 복용할 수 없으므로 인슐린요법이 필요한 경우가 많아 역시 혈당자가측정이 바람직합니다.

나아가 저혈당을 일으키기 쉬운 사람은 혼수상태에 빠져 생명을 잃을 수도 있으므로 혈당자가측정으로 급격한 혈당 변동을 알아채는 것이 중요합니다.

67 스스로 혈당치를 측정하는 방법이나 주의할 점을 알려주세요

혈당자가측정을 할 때 간이 혈당측정기라는 소형 장치를 사용합니다. 방법은 간단합니다. 바늘로 손가락 끝을 찔러 소량의 피를 채취하여 칩(측정 전극)이나 센서(시험지) 등에 묻혀 혈당을 측정합니다. 피가 묻은 바늘이나 칩, 센서는 재사용하면 안 되니 측정할 때마다 새것을 준비합니다.

인슐린요법을 실시하는 사람은 혈당자가측정으로 측정한 수치에 따라 인슐린 제제의 양을 조절하게 됩니다. 또 측정 결과 혈당이 70mg 이하인 경우는 저혈당이 일어났다고 판단하여 즉시 포도당 10g(설탕이라면 20g)을 섭취하거나 포도당을 함유한 음료수 150~200ml를 마셔야 합니다.

혈당은 측정할 때마다 노트에 기록해둡니다. 혈당 측정 기록 전용으로 제작된 건강일지나 수첩을 사용하면 편리합니다.

혈당자가측정을 하는 타이밍은 의사와 상담해서 결정하게 됩니다. 보통은 식사 전후, 인슐린 주사 전, 취침 전, 운동 시에 하는 경우가 많습니다.

Q 68 주치의를 잘 선택하여 함께 치료해가는 방법을 알려주세요

당뇨병으로 진단을 받고 나면 치료는 평생에 걸쳐 이어집니다. 따라서 의료기관 선택법, 주치의 선택법은 환자에게 아주 중요합니다.

보통 당뇨병 초기에는 근처 내과에서 진료를 받습니다. 당뇨병이 진행되어 합병증이 발생하면 큰 병원으로 전원되어 내과뿐 아니라 안과, 정형외과 등 다른 과에서도 치료를 받기도 합니다.

최근에는 당뇨병내과나 당뇨병센터를 갖춘 의료기관이 늘었습니다. 이런 전문 진료과에서는 당뇨병 교육을 충실하게 받을 수 있을 뿐 아니라 합병증이 발견되었을 때는 타과와 연계하여 신속하게 치료받을 수 있어 추천합니다. 당뇨병 치료에 정통한 전문 진료과 의사가 주치의가 되면 안심할 수 있을 것입니다.

주치의의 진료를 받을 때 주의할 점은 지도받은 대로 잘 따라서 치료를 계속해나가는 것입니다. 과식이나 운동 부족을 개선하지 않고, 약도 올바로 복용하지 않으면 혈당이 낮게 안정되지 않을 뿐 아니라 주치의와 신뢰관계도 구축할 수 없습니다.

Q 69 당뇨병을 현명하게 극복하려면 어떻게 해야 할까요?

당뇨환자는 운동이 힘들고 식사 제한도 쉽지 않아서 오래 지속하지 못하고 도중에 좌절하는 경우가 많습니다. 그러면 어떻게 하면 좋을까요?

최근 몇 년 동안은 주식을 먹지 않는 당질 제한식이 유행했습니다. 당질 제한식은 당질을 섭취하지 않는 만큼 육류 등의 기름진 식품을 섭취할 수 있어서 식사의 만족감이 비교적 높기 때문에 인기를 모았습니다.

하지만 과연 이 방법이 식사요법으로 오래 지속할 수 있을지 의문입니다. 당질 섭취를 극단적으로 제한하면 그 반동으로 당질 제한을 참지 못하게 되었을 때 오히려 과식을 하게 되어 혈당이 급격하게 높아질 우려가 있기 때문입니다.

식사요법을 성공적으로 시행하는 중요한 포인트는 지속가능한 범위에서 당질 섭취량을 적절하게 유지하는 것입니다. 적절한 칼로리의 식사를 하고 적당한 운동을 하는 습관을 들이면 혈당을 낮게 조절할 수 있습니다. 또 의식적으로 당질을 제한하지 않더라도 처음에 식이섬유가 많은 채소나 해조류를 먹고 마지막에 당질이 많은 주식을 먹는 식사법만으로도 식후의 혈당 상승을 상당히 억제할 수 있다는 것이 밝혀졌습니다.

Q 70 의사 선생님이 1, 2주 동안 교육입원을 하라고 합니다. 어떤 걸 하게 되나요?

당뇨병을 치료하려면 식사요법, 운동요법, 혈당약 복용이나 인슐린 요법 등으로 혈당을 양호하게 조절하면서, 당뇨병이 더 진행되거나 합병증을 일으키지 않도록 예방하는 데 집중해야 합니다. 그러기 위해서는 환자 본인의 자기관리가 반드시 필요합니다.

하지만 당뇨병과 함께하는 방법을 올바로 이해하지 못하여 식사 개선이나 운동습관을 들이지 못한 채 혈당 조절을 잘 하지 못하는 사람도 적지 않습니다. 이러한 사람에게 권장하는 것이 '교육입원'입니다.

교육입원을 하게 되면 먼저 병원에 1, 2주 정도 입원하여 치료와 검사를 받으면서 의사뿐 아니라 관리영양사, 약제사, 임상검사기사, 이학요법사 등 전문가들에게 당뇨병과 그 치료에 관한 강의 및 지도를 받습니다. 입원이라고는 하지만 매일 다양한 강의와 지도가 조합된 스케줄입니다.

주요 프로그램으로는 당뇨병에 대한 기초지식과 진단 및 치료법, 합병증 등에 대해 배우는 '당뇨병 교실', 식사요법의 방법을 익히는 '영양 지도', 운동요법의 효과와 방법을 배우는 '운동 교실', 치료약의 효과와 복약 주의사항을 알려주는 '복약 지도', 발의 이상 확인법과 관리방법을 배우는 '발 관리 교실' 등이 있습니다. 나아가 인슐린요법이나 혈당자가측정이 필요한 사람은 스스로 주사를 놓거나 혈당을 측정하는 연습을 합니다.

이처럼 교육입원을 하게 되면, 강의를 듣고 지도를 받는 과정에서 환자 스스로 올바르게 당뇨병과 함께 산다는 의식을 갖게 되고, 적절하게 자기관리를 할 수 있게 됩니다. 또한 지금까지의 생활습관을 돌아보고 무엇을 개선하면 좋은지, 퇴원 후에 어떤 치료가 필요한지를 알 수 있게 되므로 혈당을 양호하게 조절하는 데 도움이 됩니다.

입원 중에는 다른 환자와 마찬가지로 아침 6시에 일어나고 밤 9시에 소등 후 취침하게 됩니다. 식사는 당뇨병식이 제공되며, 다른 것은 먹을 수 없습니다.

교육입원의 비용은 병원에 따라 다르고, 일본에서는 건강보험이 적용됩니다. 다만 같은 병원에서도 검사 내용이나 처방된 약에 따라 비용에 차이가 있을 수 있으니 교육입원을 희망하는 사람은 미리 주치의와 상담하면 됩니다.

또한 병원에 따라서는 통원하며 다닐 수 있는 당뇨병 교실을 운영하기도 합니다. 교육 내용은 입원교육과 동일합니다. 여러 사정으로 입원할 수 없는 사람은 통원 당뇨병 교육을 받아도 좋습니다.

5

약물요법에 대한 궁금증 20가지

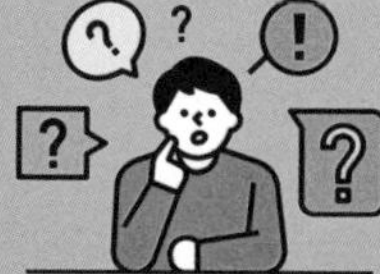

마스다 이즈루

Q 71 당뇨병 약은 작용 방식에 따라 두 유형이 있다고 하는데 두 가지가 어떻게 다른가요?

과식 등 나쁜 생활습관이 원인이 되어 발병하는 제2형 당뇨병의 치료는 식사요법, 운동요법이 기본이지만, 그래도 당뇨 수치가 잘 제어되지 않는다면 혈당 강하제(주로 경구약)를 복용합니다. 혈당 강하제는 크게 두 가지 유형으로 나뉩니다.

① 인슐린 분비를 촉진하는 약(인슐린 분비 촉진 계열)

혈당 수치가 높아졌을 때 작용하는 약

→ 인크레틴 관련 약(DPP-4 저해제, GLP-1 수용체 작용제),

혈당 수치에 관계없이 작용하는 약

→ 술포닐요소(SU)계 약물, 속효형 인슐린 분비 촉진제(글리니드제)

② 인슐린 분비를 촉진하지 않는 약(인슐린 분비 비촉진 계열)

비구아나이드(BG)계 약물, 알파글루코시다아제 저해제(알파-GI),

치아졸리딘디온계 약물(인슐린 저항성 개선제), SGLT2 저해제

의사는 환자의 질병 상태를 고려하여 혈당 강하제를 처방합니다. 이때 하나만 처방하지 않고 2제 이상을 조합하여 사용하기도 합니다.

당뇨병 치료에 이용되는 두 가지 유형의 약

① 인슐린 분비를 촉진하는 약

인크레틴 관련 약(DPP-4 저해제, GLP-1 수용체 작용제) Q72~Q74 참조

술포닐요소(SU)계 약물 Q75~Q76 참조

속효형 인슐린 분비 촉진제(글리니드제) Q77~Q78 참조

② 인슐린 분비를 촉진하지 않는 약

비구아나이드(BG)계 약물 Q79~Q80 참조

치아졸리딘디온계 약물(인슐린 저항성 개선제) Q81~Q82 참조

알파글루코시다아제 저해제(알파-GI) Q83~Q84 참조

SGLT2 저해제 Q85~Q86 참조

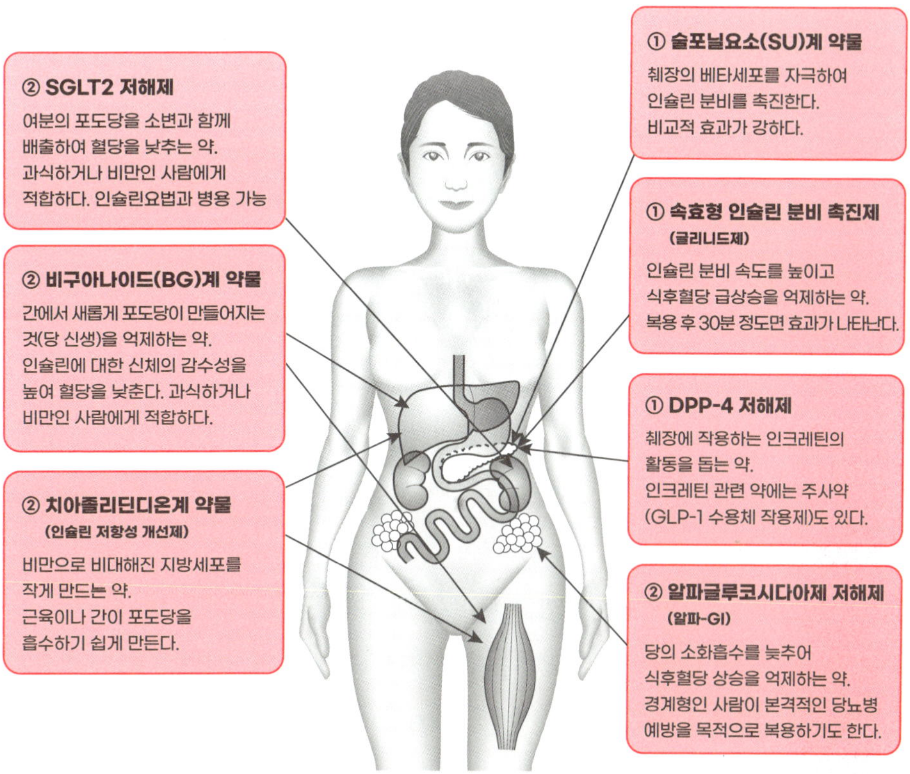

Q 72 인슐린 분비를 촉진하는 인크레틴 관련 약은 어떤 사람에게 적합한가요?

인크레틴 관련 약은 소화관 호르몬의 일종인 인크레틴의 작용을 이용하여 혈당 상승을 억제하는 약입니다. 경구약인 DPP-4 저해제(Q73 참조)와 주사약인 GLP-1 수용체 작용제(Q74 참조)의 두 유형이 있습니다.

먼저 인크레틴의 작용에 관해 알아보겠습니다. 인크레틴은 식사를 했을 때 소장에서 분비됩니다. 그러면 인크레틴의 하나인 GLP-1이 췌장의 베타세포에 작용하여 인슐린 분비를 촉진하고 혈당을 높이는 글루카곤이라는 호르몬 분비를 억제하는 것입니다. 하지만 소장에서 분비된 GLP-1은 금세 DPP-4(디펩티딜 펩티다아제-4)라는 효소에 의해 분해됩니다. 그 때문에 GLP-1은 췌장에 오래 작용하지 못합니다. 이에 DPP-4의 작용을 막아 GLP-1의 농도를 높이는 것을 목적으로 경구약인 DPP-4 저해제를 복용하는 것입니다.

한편 주사약인 GLP-1 수용체 작용제는 인공적으로 만들어진 약제로서 장에서 분비되는 GLP-1과 마찬가지로 췌장에 작용합니다. DPP-4에 의해 분해되기 어렵다는 특징이 있습니다.

인크레틴 관련 약이 적합한 대상은 췌장에서 인슐린이 분비되고는 있으나 혈당 조절이 불충분한 사람입니다. 이 약들은 체중이 잘 늘지 않으며, GLP-1 수용체 작용제에는 식욕을 억제하는 작용도 있으므로 비만인 사람에게 적당합니다.

장점은 식사를 해서 혈당이 높아졌을 때만 인슐린을 분비하므로 단독으로 복용한다면 저혈당이 일어나기 어렵다는 것입니다. 또 약의 작용이 오래 지속되므로 주 1회 사용만으로도 충분하다는 점입니다.

인크레틴 관련 약이 혈당을 낮추는 구조

DPP-4 저해제는 인크레틴을 분해하는 DPP-4의 작용을 막는다.
GLP-1 수용체 작용제는 인크레틴처럼 췌장에 작용한다.

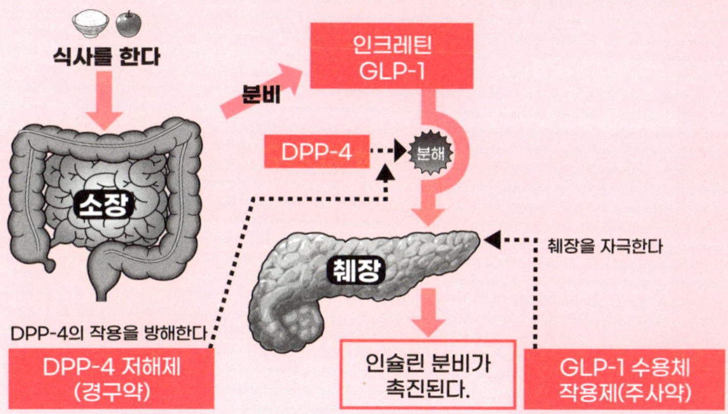

73 먹는 인크레틴 관련 약은 어떤 것이 있나요?

인크레틴 관련 약의 경구약인 DPP-4 저해제는 하루에 1, 2회 복용하는 것과 주 1회 복용하는 것이 있습니다.

DPP-4 저해제는 단독으로 복용할 때는 저혈당이 일어나기 어려운 약이지만, 술포닐요소(SU)계 약물을 함께 사용하면 저혈당이 일어나기 쉬워집니다. 그러므로 이미 복용 중인 사람은 주의해야 합니다. 다른 부작용으로는 변비가 생길 수도 있습니다.

DPP-4 저해제(경구약)

일반명	상품명	용량, 용법
시타글립틴인산염수화물	자누비아 글랙티브	50~100mg/일 1일 1회
빌다글립틴	에쿠아	100mg/일 1일 2회(아침, 저녁)
알로글립틴안식향산염	네시나	25mg/일 1일 1회
리나글립틴	트라젠타	5mg/일 1일 1회

일반명	상품명	용량, 용법
테넬리글립틴 브롬화수소산염 수화물	테넬리아	20mg/일 *최대량은 40mg 1일 1회
아나글립틴	스이니	200~400mg/일 1일 2회(아침, 저녁)
삭사글립틴수화물	온글라이자	5mg/일 1일 1회
트렐라글립틴석신산	자파텍	100mg/주 주 1회
오마리글립틴	마리제브	25mg/주 주 1회

74 인크레틴 관련 약에는 주사약도 있다고 하는데 먹는 약과 효과가 다른가요?

인크레틴 관련 약 중 주사약인 GLP-1 수용체 작용제는 경구약인 DPP-4 저해제와 마찬가지로 인크레틴의 작용으로 인슐린 분비를 촉진하거나 혈당을 높이는 글루카곤을 억제합니다.

약의 종류에는 하루에 1, 2회 주사하는 것과 주 1회 주사하는 것이 있습니다. 주 1회 주사해도 괜찮은 이유는 약이 체내에서 작용하는 시간이 길기 때문입니다.

경구약과 다른 효과는 소화가 느려진다거나 식욕이 억제되어서 체중이 줄어드는 것입니다.

GLP-1 수용체 작용제도 단독으로 사용하면 저혈당이 일어나기 어렵지만 설사, 변비, 구토 등의 부작용이 있습니다.

주요 GLP-1 수용체 작용제(주사약)

일반명	상품명	용량, 용법
리라글루티드	빅토자	0.3~0.9mg/일 1일 1회 (아침 또는 저녁)
릭시세나타이드	릭수미아	10~20㎍/일 1일 1회 (아침 식전)
엑세나타이드	바이에타	10~20㎍/일 1일 1회 (아침 식전)
엑세나타이드 지속성 주사제	비듀리온	2mg/주 주 1회
듀라글루티드	트루리시티	0.75mg/주 주 1회

Q 75 술포닐요소계 약물도 인슐린 분비를 촉진하는 약인데 어떤 사람에게 처방하나요?

술포닐요소계 약물은 1950년대부터 당뇨병 치료에 이용되어온 역사를 가진 혈당 강하제입니다. 작용 방식은 DPP-4 저해제와 마찬가지로 췌장의 베타세포를 자극하여 인슐린 분비를 촉진합니다.

단, 혈당이 상승했을 때만 작용하는 DPP-4 저해제와 달리 술포닐요소계 약물은 혈당 변화에 관계없이 베타세포에 작용하여 인슐린을 분비시킵니다. 즉 효과가 강한 혈당 강하제입니다.

술포닐요소계 약물이 적합한 대상은 췌장에서 인슐린 분비가 저하되어 항상 고혈당 상태가 이어지는 공복혈당이 높은 사람입니다.

술포닐요소계 약물은 한번 복용하면 6~24시간 동안 작용하므로 환자가 혈당을 조절하기 쉬운 약입니다. 반면, 저혈당이 일어나기 쉽고, 체중이 늘거나 췌장의 베타세포가 약해져서 점차 약이 효과를 발휘하기 어려워지는 2차 무효가 일어날 수도 있다는 단점이 있습니다.

Q 76 술포닐요소계 약물에는 어떤 것이 있나요? 주의할 점도 알려주세요

현재 술포닐요소계 약물은 2세대인 글리벤클라미드, 글리클라지드, 3세대인 글리메피리드가 주로 이용됩니다. 모두 혈당 강하제로서의 역사가 오래되어 저혈당만 조심하면 안심하고 사용할 수 있습니다.

주의할 점은 점차 약이 효과를 나타내기 어려워지는 2차 무효가 일어난 경우 빨리 병용약을 시작하는 것입니다. 병용약으로는 DPP-4 저해제나 비구아나이드(BG)계 약물이 많이 이용됩니다.

그래도 혈당 조절이 잘 되지 않는다면 일단 췌장이 쉴 수 있도록 인슐린요법을 검토합니다.

주요 술포닐요소(SU)계 약물

일반명	상품명	용량, 용법
글리벤클라미드	다오닐 오이글콘	1.25~5mg/일 *최대량은 10mg 1일 1, 2회(아침, 저녁)
글리클라지드	글리미크론	40~120mg/일 *최대량은 160mg 1일 1, 2회(아침, 저녁)
글리메피리드	아마릴	0.5~4mg/일 *최대량은 6mg 1일 1, 2회(아침, 저녁)

Q 77 인슐린 분비를 촉진하는 속효형 분비약도 있다고 하는데 어떤 사람에게 쓰이나요?

속효형 인슐린 분비 촉진제(글리니드제)는 DPP-4 저해제나 술포닐요소계 약물과 마찬가지로 인슐린 분비를 촉진합니다.

특징은 효과가 빠르다는 것입니다. 복용 후 30분 정도면 효과가 나타나기 시작해 두세 시간 지속됩니다. DPP-4 저해제나 술포닐요소계 약물에 비하면 지속시간이 짧지만, 식후혈당 급상승을 억제하는 것을 목적으로 식사 직후에 복용하면 위력을 발휘합니다.

따라서 속효형 인슐린 분비 촉진제가 적합한 대상은 췌장에서 인슐린은 분비되고 공복혈당은 그다지 높지 않으나 식후에 혈당이 급상승하는 사람입니다.

속효형 인슐린 분비 촉진제는 부작용이 적은 약입니다. 그렇지만 정해진 복용 시간을 지키지 않거나 식사를 하지 않고 복약하면 저혈당이 일어나기도 합니다.

Q 78 속효형 분비약에는 어떤 것이 있나요? 주의점도 알려주세요

속효형 인슐린 분비 촉진제(글리니드제)는 세 종류가 있는데 어느 것이나 하루 3회, 식전에 복용합니다. 그런데 만일 식전에 복용하는 것을 잊었다면 특별히 주의해야 합니다. 식사 전에 깜빡 잊었다고 식후에 복용하면 약의 효과가 나타나는 타이밍이 식사 직후 혈당 상승의 피크와 어긋나 저혈당을 일으킬 우려가 있습니다.

또한 식사를 하지 않았을 때 먹으면 역시 저혈당을 일으킬 수 있으니 조심해야 합니다. 밥 먹기 전에 복용하는 것을 잊었거나 식사를 하지 않았다면 다음 식사까지 복용해서는 안 됩니다.

속효형 인슐린 분비 촉진제는 포도당 흡수를 느리게 만드는 알파글루코시다아제 저해제(알파-GI제)와 자주 병용됩니다. 이유는 식후혈당의 급상승을 억제하는 상승효과를 얻기 위해서입니다.

주요 술포닐요소(SU)계 약물

일반명	상품명	용량, 용법
나테글리니드	파스틱, 스타시스	270mg/일 *최대량은 360mg 1일 3회, 식전
미티글리니드칼슘수화물	글루패스트	30mg/일 1일 3회, 식전
레파글리니드	슈어포스트	0.75~1.5mg/일 *최대량은 3mg 1일 3회, 식전

Q 79 인슐린 작용을 좋게 하는 비구아나이드계 약물은 어떤 사람에게 쓰이나요?

비구아나이드계 약물은 간에서 포도당이 새로 만들어지는 것을 억제하며, 인슐린에 대한 신체의 감수성을 높여 혈당을 낮추는 약입니다.

간에서는 젖산 등으로 당이 만들어지는데 이것을 '당 신생'이라고 합니다. 비구아나이드계 약물을 복용하면 당 신생 작용이 억제되는 동시에 근육이나 지방조직으로 포도당이 흡수되어 혈당이 낮아집니다.

또 비구아나이드계 약물에는 소장에서 당의 흡수를 억제하는 작용과 중성지방 또는 LDL 콜레스테롤을 높이지 않는 작용이 있다는 것도 알려졌습니다. 따라서 당뇨병의 온상인 대사증후군 개선도 기대할 수 있습니다.

이런 이유에서 비구아나이드계 약물은 과식에 의한 비만이 원인이 되는 당뇨환자에게 적합합니다. 실제로 서구에서는 비만이 원인이 되어 당뇨병에 걸린 사람이 많고, 심혈관질환 재발 억제 효과가 있다는 점에서 비구아나이드계 약물을 최우선으로 선택합니다.

비구아나이드계 약물의 이점은 부작용이 비교적 적고, 단독으로 사용하면 저혈당이 일어나기 어렵다는 점입니다. 그 때문에 다른 혈당약이나 인슐린요법과 병용하는 경우가 많습니다. 그중에서도 많이 병용하는 약은 인크레틴 관련 약의 경구약인 DPP-4 저해제입니다.

DPP-4 저해제는 췌장의 베타세포를 자극하는 인크레틴의 작용을 유지하고 인슐린 분비를 촉진합니다. 실제로 비구아나이드계 약물에는 인크레틴의 일종인 GLP-1을 늘리는 작용이 있습니다. 따라서 이 두 가지 약을 병용하면 상승효과로 혈당을 낮추기가 더 쉬워집니다.

다만 비구아나이드계 약물을 복용하면 당 신생이 억제되기 때문에 혈액 속에 젖산이 과도하게 늘어나는 '젖산 산증'을 일으킬 수 있으니 주의해야 합니다.

비구아나이드계 약물이 혈당을 낮추는 구조

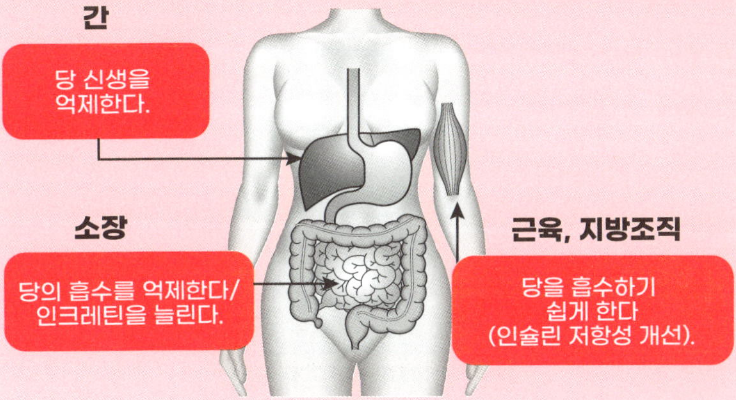

비구아나이드계 약물은 간에서 이루어지는 당 신생을 억제하는 외에 소장, 근육, 지방조직 등에도 작용하여 혈당 상승을 억제한다. 비만인 사람이 복용하면 효과적이다.

※당 신생 억제는 젖산 산증을 초래할 수 있으니 주의가 필요하다.

80 비구아나이드계 약물에는 어떤 것이 있나요? 주의할 점도 알려주세요

비구아나이드계 약물은 크게 두 종류가 있는데 메트포르민이 많이 사용됩니다. 하루에 1~3회, 식후에 복용합니다.

주의할 점은 혈액 속 젖산이 늘어 젖산 산증이 일어나는 경우가 있다는 점입니다. 구토감, 복통, 혈압 저하 등의 증상이 나타나 의식을 잃기도 합니다.

그 때문에 비구아나이드계 약물은 간, 신장, 심장, 폐에 고도의 장애가 있는 사람, 탈수증상이 나타나는 사람, 음주량이 많은 사람에게는 쓰지 않게 되었습니다.

또 비구아나이드계 약물은 75세 이상의 고령자에게는 추천하지 않으며, 요오드 조영제를 사용한 검사를 받은 후 48시간 동안은 복용하면 안 됩니다.

주요 비구아나이드계 약물

일반명	상품명	용량, 용법
부포르민염산염	디베토스	100~150mg/일 1일 2~3회, 식후
메트포르민염산염	메트글루코	500~1,500mg/일 *최대량은 2,250mg 1일 2~3회
	글리코란	500mg/일 *최대량은 750mg 1일 2~3회, 식후

Q 81 치아졸리딘디온계 약물도 인슐린 작용을 좋게 하는 약인데 어떤 사람에게 쓰이나요?

치아졸리딘디온계 약물은 인슐린이 효과를 내기 어려운 상태(인슐린 저항성)를 개선하여 혈당을 낮추는 약입니다.

비만 등으로 인해 지방세포가 비대화하면 인슐린 저항성을 이끌어내는 물질이 방출됩니다. 치아졸리딘디온계 약물은 비대화된 지방세포에 작용하여 소형화시켜 인슐린 저항성을 일으키는 물질의 방출을 억제하고, 근육에 포도당이 흡수되기 쉽도록 합니다. 또 치아졸리딘디온계 약물은 간에서 당이 생성되는 작용을 억제하는 동시에 당이 간으로 흡수되기 쉽게 해줍니다.

따라서 치아졸리딘디온계 약물이 적합한 대상은 비만으로 인슐린 작용이 나빠진 사람인데, 비만이 아니더라도 복용하면 혈당을 낮추는 효과를 얻을 수 있습니다.

치아졸리딘디온계 약물을 이용한 당뇨병 치료에는 심근경색 같은 심혈관병 재발을 억제하는 효과가 있습니다. 치아졸리딘디온계 약물을 복용하는 사람은 그렇지 않은 사람에 비해 뇌경색 재발이 47퍼센트나 억제되었다는 연구결과도 있습니다.

Q 82 치아졸리딘디온계 약물에는 어떤 것이 있나요? 주의할 점도 알려주세요

치아졸리딘디온계 약물(인슐린 저항성 개선제)은 피오글리타존염산염(액토스, 피오글리타존) 한 종류로, 하루 한 번 복용합니다. 이와 함께 술포닐요소계 약물 등 인슐린 분비를 촉진하는 약이나 비구아나이드계 약물을 함께 이용하는 경우도 있습니다.

부작용으로는 부기, 체중 증가, 골다공증 외에 드물게 간기능 장애를 일으키기도 합니다. 특히 치아졸리딘디온계 약물을 복용하면 체내에 수분이 쌓이기 쉬워지므로 심부전인 사람은 복용할 수 없습니다. 또 간에 부담이 가해지므로 중증 간기능 장애인 사람에게도 처방할 수 없습니다.

여성은 골다공증이 발생하기 쉬우니 치아졸리딘디온계 약물을 복용하게 되었다면 매년 한 번씩 골밀도 검사를 받아서 뼈가 약해지지 않았는지 확인하는 것이 좋습니다.

주요 치아졸리딘디온계 약물

일반명	상품명	용량, 용법
피오글리타존염산염	액토스, 피오글리타존	15~30mg/일 ※최대량은 45mg 1일 1회(아침)

83 당 흡수를 늦추는 알파글루코시다아제 저해제는 어떤 사람에게 쓰이나요?

알파글루코시다아제 저해제(α-GI)는 장에서 당의 소화흡수를 늦추어 식후 고혈당을 억제하는 약입니다. 작용기제를 간단하게 알아보겠습니다.

장에서 소화흡수된 당이 알파글리코시다아제라는 효소의 도움으로 포도당으로 분해되어 혈관에 흡수됨으로써 혈당은 상승합니다. 알파글루코시다아제 저해제에는 당을 분해하는 알파글루코시다아제의 작용을 억제하는 작용이 있어서 결과적으로 혈당 상승을 완만하게 해줍니다.

따라서 알파글루코시다아제 저해제는 식후혈당 수치가 급상승하는 사람에게 적합합니다. 또 알파글루코시다아제의 하나인 보글리보스는 당뇨병 예비군인 경계형에 해당하는 사람이 당뇨병 발병을 예방하기 위해 이용하기도 합니다.

알파글루코시다아제 저해제는 단독으로 사용하면 저혈당이 일어나기 어렵고, 중대한 부작용도 아주 드뭅니다. 다만 장에서 가스가 발생하기 쉬워 복부 팽만감과 잦은 방귀로 불편할 수 있습니다.

84 알파글루코시다아제 저해제에는 어떤 것이 있나요? 주의할 점도 알려주세요

알파글루코시다아제 저해제(α-GI)는 크게 세 종류가 있고, 모두 식사 후 10분 이내에 복용해야만 합니다.

주의할 점은 당의 소화흡수를 늦추는 약이므로 저혈당이 일어났을 때 사탕이나 설탕 등 이당류를 섭취해도 좀처럼 혈당이 오르지 않는다는 점입니다. 따라서 알파글루코시다아제 저해제를 복용하는 사람이 저혈당을 일으켰을 때는 포도당을 섭취해야 합니다. 따라서 외출할 때는 만일을 대비해 항상 포도당을 휴대하는 게 좋습니다.

알파글루코시다아제 저해제는 단독으로 사용하면 저혈당이 일어나기 힘든 약입니다. 하지만 식사 후 시간이 많이 지나서 복용했거나 다른 혈당 강하제를 병용한 경우에는 저혈당이 일어나기도 합니다.

주요 술포닐요소(SU)계 약물

일반명	상품명	용량, 용법
아카르보스	글루코바이	150~300mg/일 1일 2회, 식전
보글리보스	베이슨	0.6~0.9mg/일 1일 3회, 식전
미그리톨	세이블루	150~225mg/일 1일 3회, 식전

Q 85 당 흡수 배출을 돕는 SGLT2 저해제가 주목을 받고 있는데 어떤 약인가요?

SGLT2 저해제는 혈액 속 여분의 포도당을 소변과 함께 배출하여 혈당을 낮추는 약입니다. 일본에서는 2014년부터 사용한 새로운 약으로, 저혈당을 일으킬 위험성이 낮고, 비만 해소 효과와 심혈관병, 심부전, 신증의 발병이 억제되는 효과가 있어서 최근 주목을 끌고 있습니다. 그 작용에 대해 알아보겠습니다.

혈액 속에 들어 있는 포도당은 신장에서 소변이 만들어질 때 원뇨(소변의 바탕이 되는 체액)로 빠져나갑니다. 그렇지만 그대로 소변과 함께 체외로 배출되는 것은 아닙니다. 원뇨로 나온 포도당은 단백질의 일종인 SGLT2의 작용으로 신장의 요세관으로부터 재흡수되어 혈액 속으로 되돌아갑니다.

하지만 당뇨병에 걸리면 혈액 속에 포도당이 넘쳐나 원뇨로 나온 양이 늘어나기 때문에 SGLT2의 작용이 따라잡지 못해 재흡수되지 못한 만큼 소변과 함께 배출됩니다. 이것을 요당이라고 하며, 당뇨병의 어원이기도 합니다.

이러한 당뇨병 발병의 구조에 주목하여 개발된 것이 SGLT2 저해제입니다. 당뇨병일 때 요당이 나온다면, 포도당의 재흡수를 담당하는 SGLT2의 작용을 저해하여 여분의 포도당을 소변과 함께 계속 배출하게 만들어 혈당을 안정시키려는 것입니다.

종래의 혈당 강하제는 주로 인슐린 분비량을 늘리거나 작용을 향상시켜 여분의 당을 세포로 흡수시키는 것을 목적으로 했습니다. 그런 점에서 SGLT2 저해제는 역발상으로 개발된 약입니다.

SGLT2 저해제는 과식하거나 비만인 사람에게 적합합니다. 또 일부 약은 인슐린요법과 병용할 수 있어서 제1형 당뇨환자에게도 적용하고 있습니다.

다만 SGLT2 저해제를 복용하면 소변량이 늘어 화장실에 가는 횟수도 많아집니다. 그 때문에 몸이 탈수 상태에 빠지기 쉬워 수분을 자주 보충해야 합니다. 고령자는 탈수 상태를 알아채기 어려우므로 비교적 젊은 사람에게 적합한 약입니다.

SGLT2 저해제가 혈당을 낮추는 구조

SGLT2 저해제는 요세관에서 혈관으로 당을 재흡수하는 SGLT2의 작용을 방해한다.
그 결과 당이 원뇨와 함께 배출되어 혈당이 낮아진다.

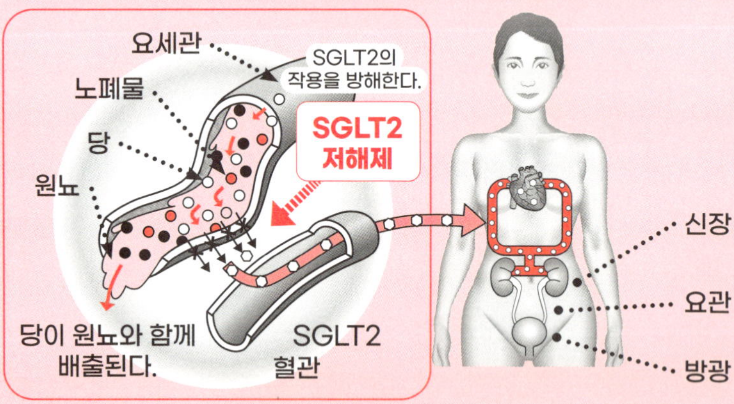

86 SGLT2 저해제에는 어떤 것이 있나요? 주의할 점도 알려주세요

SGLT2 저해제에는 크게 6종류가 있는데, 어느 것이든 1일 1회 복용합니다.

주의점은 이뇨 작용이 강한 약이어서 탈수증상이 일어나기 쉽다는 것입니다. 그 때문에 복용 중에는 수분을 적절하게 보충해야 한다는 점에 유의해야 합니다.

또한 소변 속 당 농도가 높아지면 방광염이나 요도 및 질 감염증이 일어나기 쉽습니다. 특히 여성은 주의를 하는 것이 좋습니다. 그밖에도 드물게 신우신염 등의 감염증이 일어나는 경우가 있다는 것도 밝혀졌습니다.

주요 SGLT2 저해제

일반명	상품명	용량, 용법
이프라글리플로진 L프롤린	슈글렛	50mg/일 ※최대는 100mg 1일 1회(아침)
다파글리플로진프로필렌 글리콜수화물	포시가	5mg/일 ※최대는 10mg 1일 1회

일반명	상품명	용량, 용법
루세오글리플로진수화물	루세피	2.5mg/일 ※최대는 5mg 1일 1회(아침)
포토글리플로진	데베르자, 애플웨이	20mg/일 1일 1회(아침)
카나글리플로진수화물	카나글루	100mg/일 1일 1회(아침)
엠피글리플로진	자디안스	10mg/일 ※최대는 25mg 1일 1회(아침)

Q 87 인슐린요법은 어떤 치료법인가요? 제1형 당뇨병에만 적용하나요?

인슐린요법은 인슐린 제제를 주사하여 혈당을 정상범위로 조절하는 치료법입니다. 인슐린 제제에는 췌장에서 분비되는 인슐린과 마찬가지 생리 작용이 있어서 용량을 조절하여 적절하게 주사하면 확실하게 혈당이 떨어집니다.

인슐린요법을 적용하는 대상은 첫 번째로 췌장의 베타세포가 파괴되어 인슐린이 거의 분비되지 않는 제1형 당뇨병 환자입니다.

두 번째는 인슐린 분비량이 줄어들었거나 작용 효과가 악화되어서 혈당 강하제를 복용하는 것만으로는 혈당 조절이 어려운 제2형 당뇨병 환자입니다.

세 번째는 임신성 당뇨병 환자입니다. 임신 중에는 태아에게 나쁜 영향이 가지 않도록 혈당 강하제는 복용하지 않고 인슐린요법을 실시합니다.

인슐린요법에서 이용되는 주사기는 펜형이 일반적입니다. 카트리지 타입으로 1회용으로 쓰고 버리는 방식입니다. 그밖에도 인슐린 펌프나 주사기로 흡인해서 사용하는 유형 등이 있습니다.

Q 88 인슐린 치료 제제에는 어떤 것이 있나요? 주의할 점도 알려주세요

인슐린 제제라고 통칭해서 부르는 것들은 사실 종류에 따라 몇 가지로 나뉘며, 저마다 혈당을 낮추는 효과를 이끌어내는 방식이 다릅니다(Q88 그림 참조). 또 인슐린이 아예 분비되지 않는지, 조금이라도 분비되고 있는지에 따라 주사 횟수가 달라집니다.

제1형 당뇨병처럼 인슐린이 거의 분비되지 않는 경우는 기초 인슐린으로 지속형이나 중간형을 1일 1회 주사하고, 식전에 추가 인슐린으로 초속효형이나 속효형을 주사합니다. 이것을 강화 인슐린요법이라고 합니다.

한편 제2형 당뇨병처럼 인슐린이 조금이라도 분비되고 있다면 기초 인슐린만, 또는 추가 인슐린만 주사하는 등 환자의 상태에 맞추어 인슐린 제제를 균형 있게 사용하여 혈당을 양호하게 조절합니다.

주의할 점은 주사의 용량을 적절하게 조절하지 않으면 저혈당이나 혈당 변화가 일어나기 쉽다는 것입니다. 주사할 때는 간이 혈당측정기를 이용하여 혈당자가측정(SMBG)이나 연속혈당모니터(CGM)를 하며 관리해야 합니다.

주요 인슐린 제제

작용 이미지 / **특징**

초속효형 인술린 제제

주요 상품명

- 노보라피드
- 휴마로그
- 아피드라

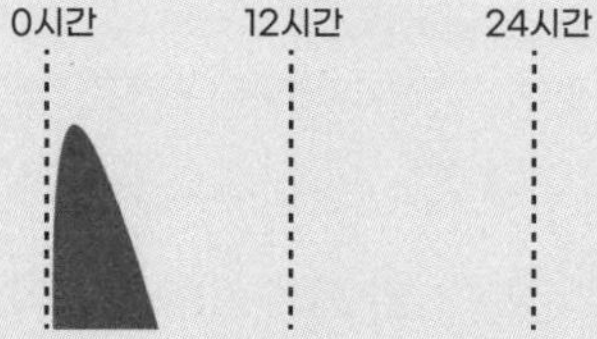

추가 분비를 보충하는 인술린 제제. 주사 후 15분 이내에 효과가 시작되고, 지속시간은 가장 짧다.

1일 2, 3회 식전에 주사한다.

속효형 인술린 제제

주요 상품명

- 노보린
- 휴마린

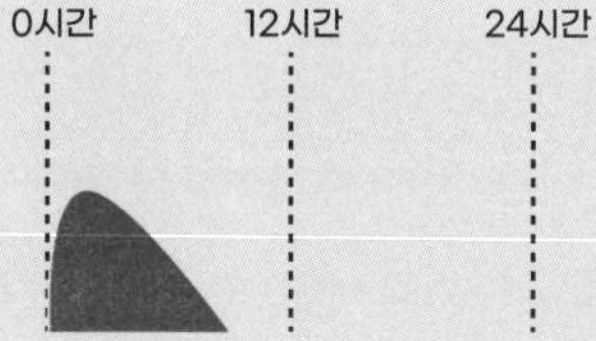

추가 분비를 보충하는 인술린 제제. 주사 후 대략 30분 후부터 효과가 시작된다. 초속효형에 비해 효과의 감소는 완만하다.

1일 2, 3회 30분 전에 주사한다.

중간형 인술린 제제

주요 상품명

- 노보린N
- 휴마린N

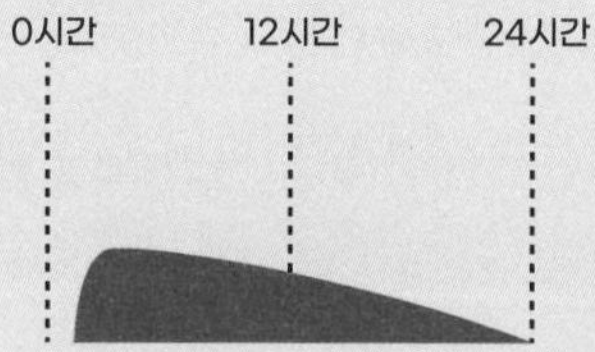

기초 분비를 보충하는 인술린 제제. 효과가 시작되기까지 1~3시간 걸리지만 거의 하루 동안 작용한다.

주로 1일 1회 아침 식사 전에 주사한다(횟수를 늘리는 경우도 있다).

특효형 용해 인술린 제제

주요 상품명

- 레베밀
- 란투스

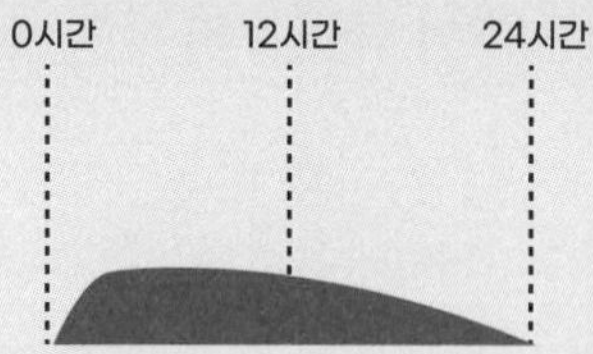

기초 분비를 보충하는 인술린 제제. 작용이 나타나는 것은 완만하여 하루 종일 지속된다(48시간 효과가 지속되는 유형도 있다).

1일 1회 일정 시간에 주사한다.

혼합형 인술린 제제

주요 상품명

- 노보라피드 30믹스
- 휴마로그 믹스25

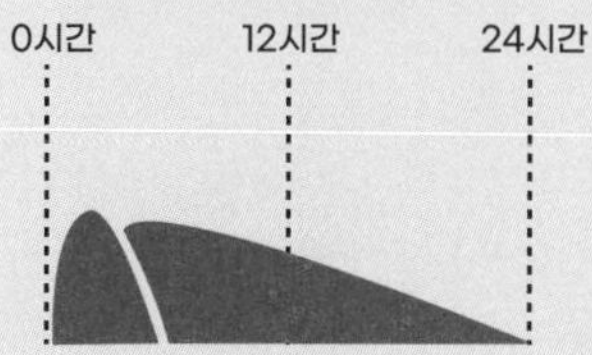

추가 분비와 기초 분비를 보충하는 인슐린 제제. 초속효형, 속효형과 중간형이 다양한 비율로 혼합되어 있다.

1일 1, 2회 식전에 주사한다.

※ 초속효형과 특효형 용해를 배합한 유형(배합용해 인슐린 제제)도 있다.

Q 89 인슐린 치료를 시작하면 다시는 먹는 약 치료로 돌아갈 수 없게 되나요?

인슐린요법을 당뇨병 치료의 최후의 보루로 생각하는 환자가 많지만 모든 당뇨환자가 반드시 평생 계속해야만 하는 것은 아닙니다. 인슐린요법을 평생 계속해야 하는 경우는 제1형 당뇨병 환자일 때입니다. 아직 인슐린이 분비되고 있는 제2형 당뇨병 환자는 혈당이 어느 정도 떨어지면 인슐린요법을 중지할 수 있는 가능성이 있습니다.

한동안 인슐린요법을 계속 실시하면 쇠약해졌던 췌장의 베타세포가 휴식을 취하여 인슐린 분비량이 회복되거나 인슐린의 효과가 좋아져서 포도당이 근육이나 간, 지방조직으로 잘 흡수되어 당대사가 개선되는 경우가 많기 때문입니다. 그렇게 되면 인슐린요법을 중단하고 복약치료로 돌아가도 됩니다.

실제로 췌장의 베타세포 사멸이 많이 진행되지 않은 조기에 인슐린요법을 시작하면 자신의 인슐린 분비를 유지할 수 있다는 것이 밝혀졌습니다.

그러니 제2형 당뇨병 환자는 필요하다면 인슐린요법을 긍정적으로 생각해보는 것도 좋을 것입니다.

Q 90 약물요법은 평생 계속해야 하나요?

췌장에서 인슐린이 거의 분비되지 않는 제1형 당뇨병 환자는 인슐린요법을 평생 계속해야만 합니다.

한편 과식이나 운동 부족, 비만 등의 원인으로 발병하는 제2형 당뇨병 환자는 아직 췌장에서 인슐린이 분비되고 있는 경우가 많으므로 식사요법이나 운동요법으로 혈당 조절을 잘 하면 약물요법을 중지할 수 있습니다.

임신성 당뇨환자도 일시적인 당대사의 이상으로 발병하는 경우가 대부분이어서 대개는 출산 후에 혈당이 정상화되어 인슐린요법을 중지하게 됩니다.

이처럼 당뇨병 치료를 위해 혈당 강하제를 복용하거나 인슐린요법을 시작했다가도 후에 중지하게 되는 경우는 드물지 않습니다.

어쨌거나 혈당 강하제 복용, 인슐린요법이나 GLP-1 수용체 작용제 주사가 가장 간단하게 혈당을 조절할 수 있는 수단인 것은 확실합니다. 안타깝지만 나이를 먹으면서 식사요법과 운동요법만으로는 혈당 조절이 어려운 경우가 있으니, 부작용에 주의하면서 약을 잘 이용하는 것도 중요합니다.

6

식사요법에 대한 궁금증 18가지

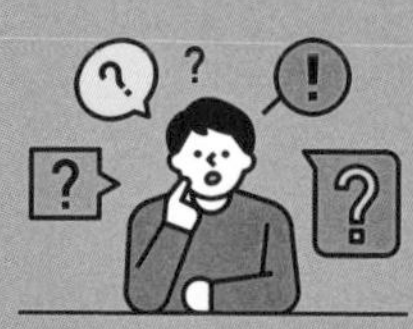

가지야마 시즈오

91 초기 당뇨병이라면 식사요법만으로도 개선된다던데 정말인가요?

검진 결과 이미 당뇨병이 진행되고 있다거나 합병증이 생겼다면 바로 약물요법을 실시할 필요가 있습니다. 하지만 당뇨병 초기를 포함하여 대부분의 경우 우선은 식사요법과 운동요법을 시작하는 것이 기본입니다.

당뇨병 발병에는 비만이나 과식, 영양 편중, 운동 부족 같은 나쁜 생활습관이 깊이 관계되어 있습니다. 혈당 상승은 식사량이나 먹는 법에 좌우되기 때문에 당뇨병 치료에 식사요법이 중요한 것은 틀림없지만, 이것만으로 충분하다고는 할 수 없습니다.

또 하나 중요한 것이 바로 운동요법입니다. 몸을 움직이면 근육에 포도당이 효율적으로 흡수되기 때문에 혈당이 낮아집니다. 살이 찐 상태였다면 비만 해소로도 이어집니다. 즉 당뇨병을 개선하는 데는 식사요법뿐 아니라 운동요법도 병행하는 것이 반드시 필요합니다.

식사요법만으로 혈당이 떨어지는 환자도 분명 있습니다. 하지만 운동요법도 병행해서 계속하며 혈당을 조절하는 것이 중요합니다.

Q 92 당뇨병의 식사요법에서 칼로리 섭취량이 왜 중요한가요?

당뇨환자의 대부분은 비만 경향이 있거나 인슐린 분비량이나 작용이 부족한 상태입니다. 식사요법을 올바로 이해하고 계속 실행하면 인슐린 분비량과 작용 효과가 개선되어 혈당이 떨어지고 비만 해소로도 이어집니다. 나아가 당뇨병 진행이나 합병증 발병을 예방할 수도 있습니다.

인슐린 작용은 당질 대사뿐 아니라 단백질과 지질 대사에도 관여합니다. 그 때문에 당뇨병의 식사요법은 고혈당 개선뿐 아니라 다양한 영양소의 균형을 적절하게 맞추는 목적도 있습니다. 이러한 당뇨병 식사요법의 목적을 달성하려면 환자 개개인의 상태에 맞추어 적정량의 에너지 섭취와 영양소 섭취방법을 설정하는 것이 필요합니다.

이런 이유로 2020년 후생노동성은《일본인의 식사섭취 기준》을 5년 만에 개정하여 생활습관병 예방 등에 중점을 둔 식사 지침을 제시했습니다.

Q 93 자신에게 적정한 체중과 칼로리 섭취량은 어떻게 알 수 있나요?

2020년 후생노동성이 개정한《일본인의 식사섭취 기준》에 따르면 개개인의 '목표 체중'은 '체질량 지수(BMI)'라는 값을 통해 알 수 있습니다. 과거에는 'BMI 22'를 표준 체중으로 보았지만 BMI와 사망률의 관계를 조사한 최근의 연구에서 사망률이 가장 낮아지는 BMI 값은 연령에 따라 달라서 20~25로 상당히 차이가 있다는 것이 밝혀졌습니다. 그 때문에 적정 BMI 값을 달리하게 되었고, 그러한 BMI를 바탕으로 자신의 목표 체중을 알아볼 수 있습니다.

최적의 에너지 섭취량은 '추정 에너지 필요량'으로 표시됩니다. 추정 에너지 필요량은 자신의 신체활동 레벨, 성별, 연령에 따라 설정되며 이것도 개인차가 있습니다.

현재 체중이 목표 체중의 범위 내에 있는 사람은 추정 에너지 필요량이 매일의 식사량을 고려하는 기준이 됩니다. 비만인 사람은 식사량을 조절할 때 추정 에너지 필요량보다 적게 섭취한다고 생각하면 좋습니다.

목표 체중 구하는 방법

신장 (미터) × 신장 (미터) × 목표로 하는 BMI

18.5~24.9(18~49세)

20.0~24.9(50~64세)

21.5~24.9(65세 이상)

(예)신장 171cm, 68세의 경우

1.71 × 1.71 × 21.5 = 62.9kg

1.71 × 1.71 × 24.9 = 72.8kg

※목표 체중은 62.9~72.8kg 범위가 된다.

자신에게 맞는 최적의 에너지 섭취량 구하는 방법

1 일상의 활동량을 세 가지 레벨 중 선택한다.
생활의 대부분에서 앉아 있는 경우가 많다.
→ 신체활동 레벨 I
통근이나 집안일, 가벼운 운동으로 몸을 움직이는 습관이 있다.
→ 신체활동 레벨 II
서서 일하거나 이동이 많고 활발한 운동습관이 있다.
→ 신체활동 레벨 III

2 아래 표에서 성별, 신체활동 레벨(①), 나이에 해당하는 수치가 자신에게 필요한 에너지양(kcal)이 된다.

성별	남성			여성		
신체활동 레벨 / 나이	I	II	III	I	II	III
18~29세	2300	2650	3050	1700	2000	2300
30~49세	2300	2700	3050	1750	2050	2350
50~64세	2200	2600	2950	1650	1950	2250
65~74세	2050	2400	2750	1550	1850	2100
75세 이상	1800	2100		1400	1650	

*출처: 후생노동성, 《일본인의 식사섭취 기준》(2020년판)

Q 94 다이어트를 위해 1일 2식을 하고 있는데 당뇨병 개선에 도움이 될까요?

하루 식사 횟수를 줄이면 식사와 식사 사이 간격이 벌어져 공복 상태로 있는 시간이 길어집니다. 인슐린은 식사를 시작하면 췌장에서 분비되는데 식사 간격이 뜨면 췌장의 반응이 둔해지고 인슐린 분비 시작이 늦어져 식후혈당이 급격하게 상승하기 쉽습니다.

게다가 공복으로 있는 시간이 길어지면 몸이 에너지 부족에 대비하여 지방을 쌓아 두게 됩니다. 1일 2식을 계속하면 몸이 기아 상태라고 판단해서 지방을 축적하고 기초대사도 저하되어 살찌기 쉬운 체질이 되는 것입니다. 혈액 속 지방산이 늘어서 인슐린 작용효과도 악화되어 혈당이 오르기 쉬워집니다.

나아가 당뇨환자가 식사량이나 횟수를 극단적으로 줄여 필요한 영양소가 부족해지면 저혈당을 일으킬 우려도 있습니다.

혈당을 제대로 조절하기 위해서는 공복 시간이 길어지지 않도록 하루 세 끼를 규칙적으로 먹는 것이 중요합니다.

Q 95 칼로리를 줄이는 것보다는 당질 제한이 더 효과적이겠지요?

밥이나 빵 등 당질을 많이 함유한 식품을 먹으면 당연히 혈당이 오르기 쉬워집니다. 그러니 당질을 제한하면 혈당이 오르기 어려워질 뿐 아니라 체내 지방이 에너지로 사용되기 때문에 다이어트에도 도움이 될 것이라고 생각할 수 있습니다.

착각하지 말아야 할 것은, 당질 제한이란 당질을 전혀 먹지 않는다는 의미가 아니라는 점입니다. 당질은 우리 몸에 없어서는 안 되는 영양소입니다. 뇌와 적혈구는 포도당을 에너지원으로 쓰고 있습니다. 당질을 극단적으로 제한하면 뇌와 적혈구의 에너지원이 부족해집니다.

또 밥이나 빵을 피한다면 자연히 고기 등 동물성 지방 섭취량이 많아지기 때문에 동맥경화가 진행되어 심근경색 등을 일으킬 위험이 높아지는 점도 문제입니다. 한편 단백질을 과도하게 섭취하면 신장기능이 저하될 위험이 있습니다.

Q 96

영양이 부족하지도 넘치지도 않아야 할 것 같습니다. 이상적인 영양 균형에 대해 알려주세요

활동에너지의 바탕이 되는 3대 영양소는 탄수화물(당질+식이섬유), 단백질, 지질입니다. 후생노동성이 개정한 《일본인의 식사섭취 기준》에서는 아래 표와 같이 하루에 섭취하는 에너지량 중 각각의 영양소를 어느 정도 비율로 섭취하면 좋은지를 보여줍니다.

이들 영양소 외에도 비타민, 미네랄, 식이섬유를 포함한 식품을 섭취하는 것도 빼놓을 수 없습니다. 즉 필요한 영양소를 균형 있게 섭취하기 위해서는 편식을 하지 말고 여러 식품을 조합하여 먹는 것이 중요합니다.

에너지원이 되는 3대 영양소의 적절한 균형

<table>
<tr><th>나이</th><th>단백질</th><th>지방</th><th>탄수화물</th></tr>
<tr><td>18~29세</td><td rowspan="2">13~20%</td><td rowspan="4">20~30%</td><td rowspan="4">50~65%</td></tr>
<tr><td>30~49세</td></tr>
<tr><td>50~64세</td><td>14~20%</td></tr>
<tr><td>65세 이상</td><td>15~20%</td></tr>
</table>

*출처: 후생노동성, 《일본인의 식사섭취 기준》(2020년판)

Q 97 당질이 많은 주식을 어떻게 먹어야 할지 조심스러워요. 평소 주의할 점을 알려주세요

혈당 상승을 초래하는 당질은 주식에 많이 함유되어 있습니다. 자신에게 맞는 최적의 에너지 섭취량(Q93 참조)과 영양 균형(Q96 참조)을 기준으로 알맞은 주식의 양을 정합니다. 한 끼에 먹을 밥의 적정량을 알아본 뒤 평소 사용하는 밥그릇을 기준으로 어느 정도인지 기억해두면 적정량을 지키기 쉬워집니다.

빵에는 밀가루 외에 설탕과 버터, 마가린, 생크림 등 유지가 함유되어 있습니다. 지질을 과도하게 섭취하면 인슐린 작용이 악화되고 비만의 원인이 됩니다. 밥과 마찬가지로 하루에 먹는 양을 정해두고 식이섬유가 많은 호밀빵이나 통곡물빵 등을 선택하는 것도 좋습니다. 달콤한 빵이나 소시지 빵 같은 것은 설탕과 버터, 염분, 지방 등을 많이 함유하고 있으므로 가능한 한 피하는 것이 좋습니다.

라면, 메밀국수, 우동 등 면류를 먹을 때 주의할 점은 채소와 해조류 같은 부재료를 많이 넣고 샐러드를 곁들이되 채소나 해조류부터 먹는 것입니다. 국물에는 염분이 많이 들어 있으므로 국물을 전부 마시지 말고 남기는 게 좋습니다.

98 식이섬유를 효과적으로 섭취하는 방법이 있나요?

최근의 연구에서 장내세균의 유익균에 인슐린 분비를 촉진하는 작용이 있다는 것이 발견되었습니다. 실제로 장내 유익균이 줄고 유해균이 늘어나면 인슐린 분비를 촉진하는 인크레틴이라는 호르몬이 분비되는 작용이 저하됩니다. 따라서 유익균을 늘려야 하는데, 여기에 도움이 되는 것이 발효식품과 식이섬유입니다.

요거트나 낫토, 된장, 치즈, 김치 등 발효식품에는 장내에서 유익균이 되는 세균이 함유되어 있습니다. 식이섬유 중에서도 채소와 버섯, 해조류 등에 함유된 수용성 식이섬유는 유익균의 먹이가 되어 인슐린 분비가 촉진됩니다.

식사할 때 식이섬유가 많은 채소 등을 먼저 먹으면 그 후에 먹는 밥이나 면류의 당질 흡수를 늦추어 식후혈당이 급격하게 오르는 것을 방지해줍니다. 샐러드나 국물요리에 채소를 듬뿍 넣어 식이섬유를 적극적으로 섭취하세요. 식이섬유는 칼로리가 제로가 가까워서 먹어도 혈당이 오르지 않습니다.

식이섬유의 하루 섭취 목표량은 18~64세인 경우 남성 1일 21g 이상, 여성은 18g 이상이며, 65세 이상인 경우에는 남성 20g 이상, 여성 17g 이상입니다.

Q 99 먹는 순서를 바꾸는 것만으로도 식후혈당 급상승을 막을 수 있다는데 정말인가요?

매끼 '먹는 순서'는 식후혈당에 큰 영향을 미칩니다. 식사할 때 처음부터 당질이 많은 주식을 먹으면 즉시 소화 흡수가 시작되고 혈당이 오르기 시작합니다. 건강한 사람이라면 금세 인슐린이 분비되지만, 당뇨환자는 인슐린 분비가 늦어져서 혈당이 급상승하게 됩니다. 그러니 식사할 때 처음에 식이섬유가 많은 채소를 먹고, 다음으로 고기나 생선 반찬을 먹은 뒤 마지막으로 밥 등 주식을 먹는 것이 바람직합니다. 이것이 내가 고안한 '먹는 순서 요법'입니다.

채소는 잘 씹어서 천천히 먹고, 채소에 5분, 반찬에 5분 정도로 어느 정도 시간을 두고 주식인 당질을 섭취하면 처음에 섭취한 식이섬유가 당질과 결합하여 소장에서 당질 흡수를 늦출 뿐 아니라 당질의 일부를 그대로 배출하기 때문에 식후혈당의 상승이 완만해지는 것입니다. 다만 감자와 고구마, 호박, 연근 등은 당질을 많이 함유하고 있으므로 채소로 취급하지 말고 마지막에 먹는 게 좋습니다.

Q 100 빨리 먹지 않는 것만으로도 식후혈당 급상승을 막을 수 있다는 게 정말인가요?

Q99에서 식사 처음에 채소를 먹는 '먹는 순서 요법'을 소개했는데 이 식사법을 실천할 때 중요한 포인트는 꼭꼭 씹어서 15분 이상 천천히 먹는 것입니다. 식이섬유를 함유한 채소를 먼저 먹더라도 잘 씹지 않고 빠르게 먹으면 마지막에 먹은 당질과 식이섬유가 충분히 결합하기 어려워 소장에서 당질 흡수를 억제하는 효과를 별로 기대할 수 없게 됩니다.

먹는 순서에 관계없이 일반적으로 빠르게 먹는 사람은 인슐린이 충분히 분비되기 전에 당질이 흡수되기 때문에 식후혈당이 상승하는 경향이 있습니다. 또, 뇌의 만복중추에 자극이 도달하기 전에 많이 먹어버리기 때문에 과식이나 비만으로 이어집니다.

그렇지만 몸에 붙은 빠른 식사 습관을 고치는 것은 쉽지 않습니다. 꼭꼭 씹어서 천천히 먹는 요령은 '음식을 씹을 때는 젓가락을 내려놓는다', '입 속에 음식을 넣었으면 잘 씹어서 삼킨 후에 다음 음식을 입에 넣는다'는 것입니다. 매일 식사할 때마다 신경 써서 실천하면 도움이 될 것입니다.

Q 101 왜 당뇨환자도 염분을 줄여야 하나요?

현재 일본인의 염분 섭취량 하루 목표치는 남성은 7.5g 미만, 여성은 6.5g 미만입니다. 염분 섭취량 관리는 고혈압 환자의 식사요법이라고만 생각하는 사람이 많습니다. 혈액 속에 염분이 늘어나면 그것을 희석하려고 수분을 많이 섭취하기 때문에 혈액량이 늘고, 이로 인해 혈관에 강한 압력이 가해져 혈압이 상승합니다. 또 식염의 나트륨은 몸을 활발하게 활동하게 하는 교감신경이 우위에 오도록 하여 혈관을 수축시키기 때문에 혈압이 더 상승하게 됩니다.

당뇨환자는 혈관 속 포도당이 과잉되어 혈관에 압력을 가하고 있는데, 이런 고혈당 상태에 고혈압이 더해지면 혈관이 손상되고 당뇨병의 합병증이 일어날 리스크가 높아집니다.

과도한 염분 섭취를 막으려면 요리를 할 때 다시마 육수 등을 이용하거나 소금 대신 식초, 참깨, 겨자, 고추냉이, 마늘, 생강, 고추, 레몬, 카레가루 따위를 사용하면 됩니다. 이런 재료들은 염분이 적더라도 감칠맛을 낼 수 있습니다.

그리고 칼륨이 많은 야채나 해조류 등을 먹으면 나트륨 배출이 촉진됩니다. 다만 신장병이 있는 사람은 칼륨을 많이 섭취하지 않도록 주의해야 합니다.

Q 102 1일 3식 메뉴를 정할 때 요령을 알려주세요

영양 균형을 맞춘 이상적인 식사는 국 하나에 두세 가지 찬으로 구성된 전통적 밥상입니다. 국과 주요리 하나에 곁들임 반찬 한두 개, 주식인 밥으로 구성됩니다.

주요리는 고기나 생선, 달걀, 두부같이 주로 단백질을 섭취할 수 있는 음식으로 선택합니다. 곁들임 반찬은 채소나 해조류, 버섯 등 비타민이나 미네랄, 식이섬유를 충분히 섭취할 수 있는 것으로 합니다. 채소나 해조류 등을 국이나 밥에 듬뿍 넣어 만들면 다른 반찬은 하나만 만들어도 괜찮습니다. 필요에 따라 우유, 유제품을 함께 먹습니다.

이런 밥상을 정착시키려면, 쟁반이나 식탁매트를 깔고 그 위에 국 하나, 반찬 세 개를 놓는 것도 좋습니다. 쟁반이나 매트에 그릇이 다 들어가지 않는다면 그릇 크기가 큰 탓일 수도 있지만 음식이 너무 많을 가능성이 높습니다. 쟁반이나 식탁매트 안에 들어갈 만큼만 음식을 담으면 과식을 방지하는 데도 도움이 됩니다.

Q 103 혈당 조절에 도움이 되는 조미료가 있나요?

고혈당인 사람은 일상적으로 식초를 섭취하는 것이 좋습니다. 식초의 주성분인 초산은 혈당 상승을 완화하는 작용을 합니다. 식사를 할 때 식초를 함께 섭취하면 초산의 작용에 의해 음식이 위에서 장으로 이동하는 데 시간이 걸리고 소장에서 당질 흡수가 늦어집니다.

초산에는 혈압을 상승시키는 호르몬의 작용을 억제하는 작용도 있습니다. 식초의 신맛을 요리에 살리면 염분이 적더라도 음식이 심심하지 않게 된다는 이점도 있습니다. 그리고 초산은 혈액 속 여분의 지질을 줄이는 작용도 합니다.

당뇨환자는 고혈압이나 지질이상증 같은 생활습관병도 함께 나타나기 쉬운 경향이 있으니 하루에 한 큰술 정도 식초를 요리에 사용하거나 물이나 탄산수, 우유 따위에 타서 먹어도 좋습니다.

신맛을 좋아하지 않는 사람은 식초를 가열요리에 사용하면 됩니다. 가열해도 식초의 유효성분은 사라지지 않습니다. 흑초, 사과초, 와인비네거, 발사믹식초 등 맛과 향이 색다른 식초도 있으니 취향에 맞는 것을 고르면 됩니다.

Q 104 고기를 정말 좋아해서 자꾸 많이 먹게 돼요. 어떻게 하면 좋죠?

육류는 중요한 단백질원이며 소고기에는 철, 돼지고기에는 비타민 B군과 칼륨, 닭고기에는 비타민 A 등 영양소도 풍부하게 들어 있습니다.

하지만 고기의 지방은 동맥경화를 진행시키고 생활습관병이나 비만을 초래하는 원인이 됩니다. 혈당이 높은 사람은 가능한 한 고기를 과식하지 않도록 하고 생선이나 대두제품을 먹어 단백질을 적극적으로 섭취하는 것이 좋습니다.

그렇지만 고기도 단백질의 중요한 보급원입니다. 고기를 먹을 때는 지방이 적은 부위를 선택해서 먹는 것이 중요합니다. 소고기나 돼지고기는 등심이나 삼겹살을 피하고 안심, 앞다리살, 뒷다리살을 선택합니다. 닭고기는 닭날개나 닭다리보다는 닭가슴살이 좋습니다. 그리고 지방이 많은 껍질 부분을 제거하면 칼로리가 낮아집니다.

조리법도 중요합니다. 고기를 튀기면 고지방, 고칼로리가 됩니다. 고기를 삶으면 지방은 줄지만 맛이 빠져나가므로 석쇠구이나 오븐구이, 찜 등의 조리법을 선택하면 좋습니다.

Q 105 달콤한 디저트나 과일을 먹어도 되나요?

아침, 점심, 저녁 식사 이외에 간식을 먹다 보면 당질이나 에너지를 과도하게 섭취하게 될 수 있어 혈당 조절이 어려워집니다.

그래도 달콤한 과자류를 먹고 싶다면 오후 3시에서 4시 사이에 먹도록 하십시오. 이렇게 하면 식후혈당 상승이 완만해집니다.

과일에 함유된 과당은 즉시 혈당을 올리지는 않지만 간에서 중성지방으로 바뀌어 비만이나 지방간을 초래하는 원인이 됩니다. 또 과일에는 바나나, 감, 포도 등 포도당과 과당을 많이 함유한 것이 있으므로 주의가 필요합니다. 과자나 과일을 먹는다면 '디저트의 날을 정해두고 가끔 먹는다', '먹는 양을 줄인다' 같은 규칙을 정해두는 게 도움이 됩니다.

또 주의해야 하는 것이 단 주스나 청량음료입니다. 500ml들이 후르츠 탄산음료에는 각설탕 약 16개, 콜라에는 각설탕 약 14개, 스포츠음료에는 각설탕 약 13개 분량의 당질이 들어 있습니다. 게다가 액상으로 존재하는 당질은 순식간에 체내에 흡수되니 요주의 대상입니다.

Q 106 지질 섭취는 주의가 필요하다고 하는데 올리브오일이나 들기름도 안 되나요?

당뇨환자는 염분과 함께 지질을 과도하게 섭취하는 것도 금물입니다. 지질을 많이 섭취하면 혈액의 흐름이 악화되고 혈관에 부담이 가해져 손상되기 쉬워지므로 당뇨병의 합병증을 초래할 수 있습니다.

지질을 구성하는 지방산은 크게 포화지방산과 불포화지방산으로 나뉘고, 불포화지방산은 다시 다가 불포화지방산과 1가 불포화지방산으로 분류됩니다. 올리브유를 구성하는 1가 불포화지방산인 올레인산은 항산화작용이 있어 동맥경화를 방지하여 간과 췌장의 작용을 높인다고 합니다. 들기름이나 등 푸른 생선에 풍부한 DHA(도코사헥사엔산)나 EPA(에이코사펜타엔산)를 구성하는 다가 불포화지방산(오메가3 계열)은 동맥경화 및 혈전 예방에 도움이 됩니다.

주의할 것은 육류의 지방 부위나 버터 따위에 많은 포화지방산인데, 이는 나쁜 콜레스테롤(LDL 콜레스테롤)과 중성지방을 늘리고 비만과 동맥경화의 원인이 됩니다. 소고기나 돼지고기는 지방이 적은 부위를 사용하고, 닭고기의 껍질은 제거하는 등 요령이 필요합니다.

Q 107 비타민 B1이 부족하면 당대사가 저하되어 혈당이 높아진다는 게 정말인가요?

비타민이나 미네랄은 몸의 상태를 유지하는 영양소로, 균형 잡힌 식사(Q102 참조)를 하면 보충할 수 있습니다. 그중에서도 특히 비타민 B1은 당뇨병과 깊은 관계가 있어서 부족해지지 않도록 충분히 주의해야 합니다.

비타민 B1은 체내에서 당질을 에너지로 바꿀 때 필요한데 부족하면 당질이 제대로 쓰이지 못하게 되므로 혈당이 상승하거나 몸이 피로하기 쉬워집니다.

비타민 B1은 돼지고기, 보리, 율무 등의 잡곡, 현미, 배아미처럼 정제도가 낮은 쌀 등에 많이 들어 있습니다. 정제도가 낮은 곡류에는 식이섬유가 많고 백미보다 소화에 시간이 걸려 식후혈당이 급격하게 오르기 어려워진다는 장점도 있습니다.

매일 먹는 주식을 비타민 B1이 풍부하고 혈당이 오르기 힘든 정제도 낮은 현미나 오분도미, 잡곡 등으로 바꾸면 혈당 조절에 도움이 됩니다. 소화기가 약한 사람은 현미를 먹었을 때 위에 부담이 되거나 변비를 일으킬 수 있으니 배아를 남기고 표피를 깎은 오분도미 등을 선택하면 좋습니다.

108 일하느라 저녁 먹는 시간이 늦어지네요. 주의할 점을 알려주세요

식사와 식사의 간격이 벌어져 공복 상태에서 과식을 하게 되면 식후혈당이 급격하게 올라갑니다. 특히 수면 중에는 소비에너지가 확 줄어들기 때문에 잠들기 전에 많이 먹으면 저녁 식사로 섭취한 칼로리의 대부분이 소비되지 못하고 체내에 지방으로 축적되기 쉽습니다.

그렇다고 해도 저녁 식사 시간이 늦어지는 것을 피할 수 없는 사람은 저녁 무렵에 채소를 먼저 먹고 주먹밥이나 샌드위치 등 주식이 되는 것을 먹습니다. 그리고 귀가 후에 저칼로리의 소화되기 쉬운 반찬을 먹는 것이 좋습니다. 이처럼 주식을 미리 먹어 두면 공복이 채워지기 때문에 밤늦은 시간에 허겁지겁 먹는 일은 막을 수 있습니다. 귀가 후에 먹는 메뉴는 채소, 버섯, 해조류를 중심으로 한 샐러드, 나물, 찜, 스프 등입니다. 단백질 보급원으로 생선이나 두부, 달걀요리 등도 권장합니다. 물론 귀가 후에는 적게 먹는 것이 필수입니다.

1일 적정 열량 섭취에 도움이 된다! 주요 식품 칼로리 쉽게 찾기

분류	식품명	에너지	단백질	지질	탄수화물	식이섬유
	*먹을 수 있는 부분 100g당	kcal	g	g	g	g
곡류	정백미(쌀)	358	6.1	0.9	77.6	0.5
	정백미(밥)	168	2.5	0.3	37.1	0.3
	현미(밥)	165	2.8	1	35.6	1.4
	오분도미(밥)	167	2.7	0.6	36.4	0.8
	발아현미(밥)	167	3	1.4	35	1.8
	잡곡(오곡)	357	12.6	2.8	70	5.1
	옥수수(알갱이)	350	8.6	5.	70.6	9
	쌀가루	347	6	0.7	81.9	0.6
	밀가루(박력분 1등)	367	8.3	1.5	75.8	2.5
	밀가루(강력분 1등)	365	11.8	1.5	71.7	2.7
	식빵	264	9.3	4.4	46.7	2.3
	건빵	393	9.5	4.4	78.8	3.1
	크라상	448	7.9	26.8	43.9	1.8
	스파게티(삶은 것)	165	5.4	0.9	32	1.7
	메밀국수(삶은 것)	132	4.8	1	26	2
	우동(삶은 것)	105	2.6	0.4	21.6	0.8
	소면(삶은 것)	127	3.5	0.4	25.8	0.9
	중화면(삶은 것)	149	4.9	06.	29.2	1.3
	중화컵면(튀긴 면)	448	10.7	19.7	56.9	2.3
	중화즉석면(튀긴 면)	458	10.1	19.1	61.4	2.4
감자류	감자(찐 것)	73	1.5	0.1	16.8	1.6
	고구마(찐 것)	134	1.2	0.2	31.9	2.3

분류	식품명	에너지	단백질	지질	탄수화물	식이섬유
	*먹을 수 있는 부분 100g당	kcal	g	g	g	g
감자류	토란(삶은 것)	59	1.5	0.1	13.4	2.4
	마(생)	65	2.2	0.3	13.9	1
감미류	상백당	384	0	0	99.2	0
	삼온당	382	??	0	98.7	0
	흑설탕	354	1.7		89.7	0
	검은 꿀	199	1	0	50.5	0
	벌꿀	294	0.2	0	79.7	0
콩류	대두(콩, 건조)	422	33.8	1.97	29.5	17.9
	목면두부	72	6.6	4.2	1.6	0.4
	연두부	56	4.9	3	2	0.3
	얼린 두부(삶은 것)	115	10.7	7.3	1.1	0.5
	유부 (생)	410	23.4	34.4	0.4	1.3
	두부튀김(살짝 튀긴 것)	150	10.7	11.3	0.9	0.7
	낫토	200	16.5	10	12.1	6.7
	콩비지(생)	111	6.1	3.6	13.8	11.5
채소류	양배추(생)	23	1.3	0.2	5.2	1.8
	배추(생)	14	0.8	0.1	3.2	1.3
	시금치(데친 것)	25	2.6	0.5	4.	3.6
	소송채(생)	14	1.5	0.2	2.4	1.9
	파(생)	34	1.4	0.1	8.3	2.5
	양파(생)	37	1	0.1	8.8	1.6
	브로콜리(생)	33	4.3	0.5	5.2	4.4

분류	식품명	에너지	단백질	지질	탄수화물	식이섬유
	*먹을 수 있는 부분 100g당	kcal	g	g	g	g
채소류	당근(생)	39	0.7	0.2	9.3	2.8
	우엉(생)	65	1.8	0.1	15.4	5.7
	무(생)	18	0.5	0.1	4.1	1.4
	오이(생)	14	1	0.1	3	1.1
	가지(생)	22	1.1	0.1	5.1	2.2
	토마토(생)	19	0.7	0.1	4.7	1
과실류	딸기(생)	34	0.9	0.1	8.5	1.4
	멜론(생)	42	1	0.1	10.4	0.5
	사과(껍질째, 생)	61	0.2	0.3	16.2	1.9
	귤(생)	46	0.7	0.1	12	1
	수박(생)	37	0.6	0.1	9.5	0.3
	바나나(생)	86	1.1	0.2	22.5	1.1
	포도(생)	59	0.4	0.1	15.7	0.5
	복숭아(생)	40	0.6	0.1	10.2	1.3
버섯류	표고버섯(데친 것)	19	2.4	0.4	5.9	4.8
	송이버섯(데친 것)	16	2.8	0.6	4.1	3.3
	맛버섯(데친 것)	14	1.6	0.1	5.1	2.7
해조류	미역(생)	16	1.9	0.2	5.6	3.6
	다시마(건조)	145	8.2	1.2	61.5	27.1
	톳(건조, 삶은 것)	10	0.7	0.3	3.4	3.7
어패류	전갱이(껍질째, 생)	126	19.7	4.5	0.1	0
	고등어(생)	247	20.6	16.8	0.3	0

분류	식품명	에너지	단백질	지질	탄수화물	
						식이섬유
	*먹을 수 있는 부분 100g당	kcal	g	g	g	g
어패류	정어리(생)	169	1.92	9.2	0.2	0
	잔멸치(반건조)	113	23.1	1.6	0.2	0
	가다랑어(생)	114	25.8	0.5	0.1	0
	꽁치(껍질째, 생)	297	17.6	23.6	0.1	0
	참다랑어(붉은살, 생)	125	26.4	1.4	0.1	0
	바지락(생)	30	6	0.3	0.4	0
	가막조개(생)	64	7.5	1.4	4.5	0
	보리새우(생)	97	21.6	0.6		0
	화살꼴뚜기(생)	85	17.6	1	0.4	0
육류	소고기(안심, 생)	411	13.8	37.4	0.2	0
	소고기(등심, 생)	223	19.1	15	0.3	0
	닭고기 (가슴살, 껍질제거, 생)	121	24.4	1.9	0.2	0
	닭고기 (닭다리, 껍질제거, 생)	138	22	4.8	0.3	0
	돼지고기(안심, 생)	256	17.7	19.3	0	0
	돼지고기(등심, 생)	112	22.7	1.7	0.1	0
달걀 유류	달걀(생)	151	12.3	10.3	0.3	0
	가공치즈	339	22.7	26	1.3	0
	요거트(전지 무당)	62	3.6	3	4.9	0

*출처: 《일본식품표준성분표(문부과학성과학기술, 학술심의회자원조사분과회 보고)》에서 일부 개변함.

7

운동요법에 대한 궁금증 10가지

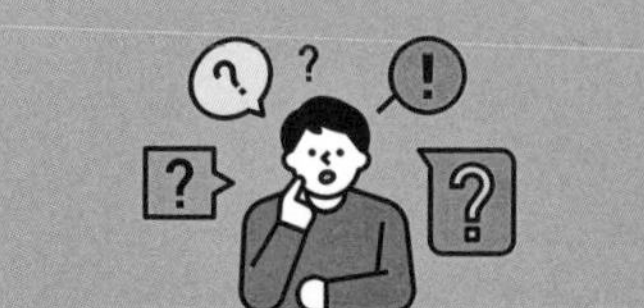

가지야마 시즈오, 노세 히로시

Q 109 왜 당뇨환자에게 운동요법을 추천하나요?

운동을 하면 근육과 간에 에너지원으로 저장되었던 포도당과 지방이 소비됩니다. 게다가 운동을 일상적으로 계속하면 혈액 속 포도당 농도를 조절하는 인슐린 수용체의 감수성이 높아집니다. 그 결과 인슐린의 작용효과가 개선되어 혈액 속 포도당이 근육이나 간에 쉽게 흡수되면서 혈당이 떨어져 안정되는 것입니다.

운동 습관이 붙으면 내장지방도 소비되기 때문에 고혈압과 지질이상증 등 내장지방형 비만에 의한 생활습관병도 개선될 수 있습니다. 그뿐 아니라 운동에는 심폐 지구력 향상, 스트레스 완화 같은 효과도 있습니다.

지금까지의 연구에서 당뇨병의 운동요법으로 효과적인 것은 걷기 같은 유산소운동과 근력 트레이닝이라는 것이 밝혀졌습니다. 두 요법 중 하나만 해도 효과가 있지만 두 가지를 병행하면 근력과 체력이 향상되어 혈당을 낮추는 효과가 더 높아지는 것이 확인되었습니다.

Q 110 운동이 적합하지 않은 사람이 있나요?

혈당 조절 상태가 나쁜 사람은 운동요법을 실시하지 않는 편이 좋습니다. 인슐린 작용효과가 떨어진 상태라면 운동을 해도 포도당이 근육으로 흡수되지 못하고 혈당이 올라가기도 합니다. 오히려 운동량이 너무 많아진다거나 공복에 운동을 한다거나 하면 혈액 속 포도당이 극단적으로 부족해져 저혈당이 일어날 위험도 있습니다. 당뇨병의 합병증이 나타난 사람도 마찬가지로 운동을 제한해야 하는 경우가 있으니 주치의의 지시에 따르는 것이 좋습니다.

또 심장 혈관에서 동맥경화가 진행된 사람이 갑자기 운동을 시작하면 발작이 일어나서 생명이 위험해지는 일도 있으니 주의해야 합니다.

무릎이나 고관절, 허리에 장애가 있는 사람도 부적절한 운동을 하면 통증 등의 증상이 악화되기도 합니다.

따라서 운동을 시작하기 전에는 주치의에게 의학적 체크를 받아 건강 상태를 알아본 뒤, 운동을 해도 좋은지, 해도 좋다면 어떤 운동을 어느 정도 강도로 해야 할지를 확인하는 것이 중요합니다.

Q 111 되도록 빨리 효과를 보고 싶어요. 격한 운동을 하는 게 좋을까요?

예전에는 당뇨병을 개선하려면 에너지를 많이 소비하는 운동을 장시간 해야 한다고 여겼습니다. 하지만 가벼운 운동도 매일 계속하면 혈당 수치가 개선될 수 있다는 것이 밝혀졌습니다.

근육을 구성하는 적색근육이라는 근섬유에는 단백질의 일종인 GLUT4가 있습니다. GLUT4는 인슐린이 포도당을 세포 속으로 받아들이는 것을 촉진하여 포도당 소비를 늘리는 역할을 합니다. 통상 GLUT4는 근육세포 속에서 잠자고 있지만 운동을 통해 자극을 받으면 근육세포의 표면에 나타나서 포도당을 세포 속으로 흡수하도록 돕는 것입니다.

최근의 연구에서 소비에너지가 낮은 사람도 가벼운 운동을 매일 하는 것만으로 GLUT4를 활성화할 수 있다는 것이 밝혀졌습니다. 특히 허벅지는 체내에서 가장 근육량이 많은 부위로, 적색 근육이 대부분을 차지하고 있습니다. 그러므로 허벅지 근육을 자극하는 걷기나 스쾃 등 가벼운 운동을 계속하는 것이 중요합니다.

112 당뇨환자에게는 걷기 운동이 좋다고 하는데 이유를 알려주세요

걷기나 조깅, 사이클링, 수영처럼 체내에 산소를 유입하면서 하는 운동을 유산소운동이라고 합니다. 유산소운동으로 체내에 들어온 산소 덕에 혈액 속 포도당이 효율적인 에너지로 바뀝니다. 그 때문에 포도당 소비가 촉진되어 혈당이 개선됩니다.

몸속에서 가장 큰 근육은 허벅지에 있는 대퇴근이고, 하반신에는 전신의 근육 중 약 70퍼센트가 모여 있습니다. 하반신 근육을 움직이는 걷기 운동을 장기간 계속하면 근육이 늘고, 그만큼 근육에 포도당을 운반하는 인슐린 작용도 좋아집니다.

유산소운동은 포도당뿐 아니라 지질의 소비도 촉진하기 때문에 당뇨병을 앓는 사람이 합병증으로 갖고 있기 쉬운 비만이나 고혈압, 지질이상증 등을 개선하는 효과도 기대할 수 있습니다.

혈당을 개선하려면 유산소운동을 주 3회 이상(150분 이상) 하고, 운동을 하지 않는 날이 이틀 이상 이어지지 않도록 하는 것이 이상적입니다. 처음에는 무리하지 않는 범위에서 시작하여 서서히 운동량을 늘리는 것이 좋습니다.

Q 113 걷기 운동을 할 때 주의할 점이 있나요?

갑작스레 걷기 운동을 시작하면 근육과 관절을 손상시킬 수 있습니다. 운동 전과 운동 후에 가벼운 스트레칭을 하여 근육통 등이 남지 않도록 하는 것이 좋습니다.

걷기 운동 전후에는 스트레칭을 한다

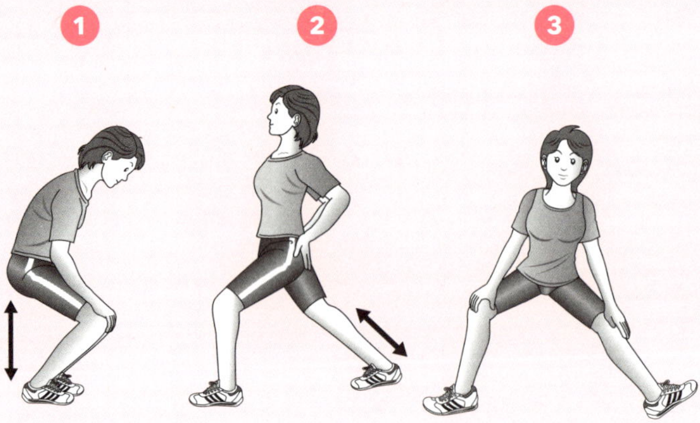

1 **무릎 구부리고 펴기**
양손으로 무릎을 짚고 다리를 구부렸다 편다. 5회 실시한다.

2 **아킬레스건 늘이기**
발을 한 걸음 앞으로 내밀고 가볍게 체중을 실은 후 뒤쪽 발뒤꿈치를 바닥에 댄 채 장딴지를 천천히 늘여 10초 동안 유지한다. 좌우 각각 5회씩 실시한다.

3 **낮은 자세 다리 뻗기**
다리를 어깨너비보다 크게 벌리고 몸을 낮춘 상태로 좌우 번갈아 상체를 기울이며 다리를 뻗는다. 좌우 각각 5회씩 실시한다.

Q 114 바빠서 좀처럼 걸을 시간이 안 납니다. 어떻게 하면 좋을까요?

시간을 낼 수 없을 때는 조금씩 끊어서 운동을 해도 괜찮습니다. 예를 들면 오전에 10분, 점심 식사 후에 10분, 저녁때 10분 운동하는 식으로 3회에 나누어 걷는 것도 좋습니다.

일부러 걷기 운동을 할 시간을 낼 필요는 없습니다. 장을 보러 갈 때는 차를 타지 않고 걸어간다거나, 조금 멀리 있는 친구나 친지의 집을 찾아가는 등 10분, 15분씩 걷는 시간을 늘릴 수 있습니다. 만보계를 착용하고 걸으며 하루에 평균적으로 몇 걸음을 걷는지를 파악한 후 그보다 조금 많이 걷는 쪽으로 목표를 설정하여 걸어보십시오. 무리하지 말고 달성할 수 있는 목표를 세우면 됩니다. 걸음 수를 늘리는 것을 목표로 걸으면 의욕도 생깁니다.

또 서 있는 시간을 늘리기만 해도 에너지를 소비할 수 있고, 하반신 근력도 단련할 수 있습니다. 특히 식후에는 혈당이 올라가기 쉬우므로 설거지를 한다거나 서서 텔레비전을 보는 등 서 있는 시간을 늘리는 것도 중요합니다.

Q 115 당뇨환자는 근력 트레이닝도 필요하다고 하는데 이유가 뭔가요?

식사로 섭취한 포도당이 주로 저장되는 곳은 근육입니다. 근육이 많으면 혈액 속 포도당을 더 많이 흡수하여 효율적으로 소비할 수 있습니다. 몸을 움직이지 않고 근육을 쓰지 않으면 근육량이 줄어들고 포도당을 흡수하는 저장장소가 적어지기 때문에 인슐린의 작용효과가 낮아져 혈당이 높아집니다.

포도당 저장 장소인 근육을 늘리는 데는 근육에 부하를 가하는 근력 트레이닝을 하는 것이 효과적입니다. 근력 트레이닝을 하면 근육량이 늘고, 근육에 축적되어 있던 포도당이 에너지로 소비됩니다. 에너지 소비가 촉진되면 다시 포도당이 근육에 흡수되기 쉬워져 인슐린 작용이 개선되어 혈당이 저하되는 것입니다.

혈당을 개선하기 위해서는 일주일에 2, 3회, 10~15회씩 반복적으로 하는 근육 트레이닝부터 시작하여 서서히 강도와 횟수를 늘리는 것이 좋습니다. 식후혈당 급상승을 억제하려면 근력 트레이닝은 식사를 하고 얼마간 지난 후에 하는 게 좋습니다.

Q 116 근력을 높이는 걷기 운동법이 있나요?

있습니다. 근육에 부하를 가하는 '빠르게 걷기'와 부하를 줄이는 '천천히 걷기'를 번갈아 반복하는 '인터벌 속보'라는 트레이닝법입니다.

보통의 걷기와 인터벌 속보를 비교한 시험을 한 결과 인터벌 속보를 실시한 그룹은 전신의 지구력이 향상되었고, 허벅지와 무릎의 근력도 향상되었습니다. 또한 인터벌 속보는 고혈당이나 고혈압, 비만 개선에도 효과가 있어 인슐린 작용효과와 혈당 조절을 개선한다는 사실도 확인되었습니다.

방법은 천천히 걷기 3분, 빠르게 걷기 3분, 합계 6분을 1세트로 하여 하루에 5세트, 주 4회 이상 실시하는 것입니다. 하루에 3회로 나누어 실시하거나 휴일에 한꺼번에 해도 효과는 큰 차이가 없습니다. 3분 동안 빠르게 걷기가 힘들면 처음에는 1, 2분만 해도 좋습니다.

그리고 운동 후 30분 이내에 유제품을 먹으면 허벅지 근육이 굵어지는 것이 확인되었으니 우유를 약 20ml(요거트라면 약 240g) 정도 먹는 것도 좋습니다. • 노세 히로시

인터벌 속보 방법

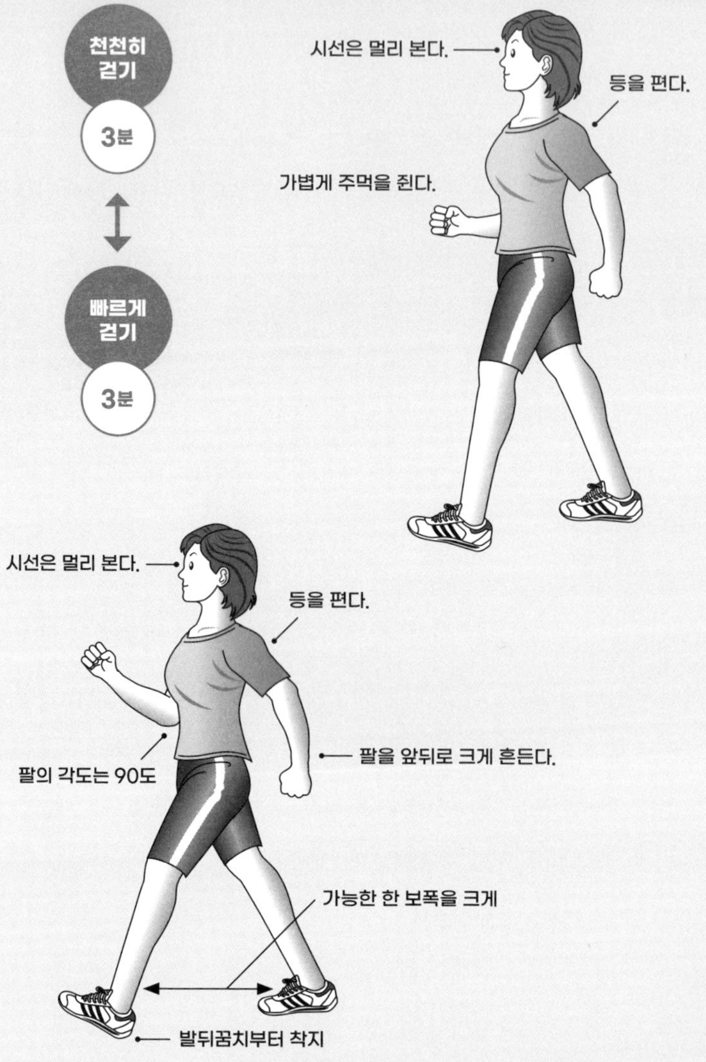

※ 시간 계측은 스톱워치나 타이머를 사용하면 편리하다.

Q 117 고령자라도 힘들지 않게 시작할 수 있는 근력 트레이닝 방법을 알려주세요

힘든 근력 트레이닝이 아니라 의자나 책상을 이용하여 무리하지 않고 할 수 있는 근력 트레이닝을 소개합니다. 특히 하반신을 단련하는 근력 트레이닝을 계속하면 나이가 들수록 저하되기 쉬운 허벅지 근력이 강화되어 넘어지는 사고를 예방할 수 있습니다. 매일 계속하면 효과가 커집니다.

다리 들기

허벅지 앞 근육이 단단해지는 것을 느끼는 것이 중요하다.

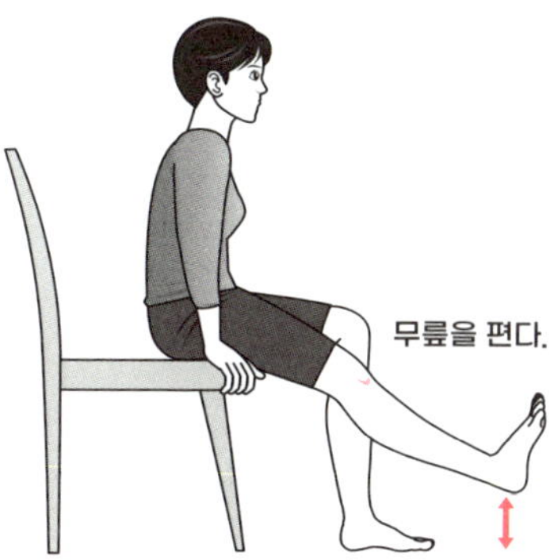

의자에 앉아 한쪽 다리를 10cm 높이까지 들어올려 5초 동안 유지하고 내린다.
※좌우 다리 각각 10회를 1세트로, 1일 2세트 기준

한 발로 서기

똑바로 서서 넘어지지 않도록 책상에 손을 대고, 바닥에 닿지 않는 정도로 한쪽 다리를 든다.

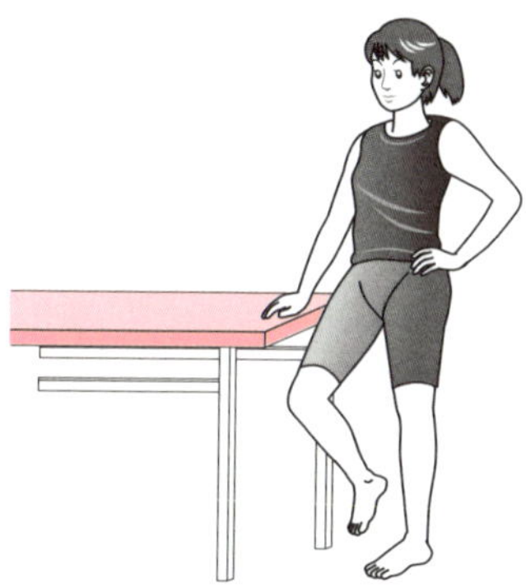

※좌우 다리를 각각 1분씩 유지하는 것을 1세트로, 1일 3세트 기준

비틀기 운동

양발을 모으로 의자에 앉아 등을 편다. 주먹을 쥐고 팔꿈치를 구부린 상태로 몸을 좌우 번갈아 천천히 비튼다.

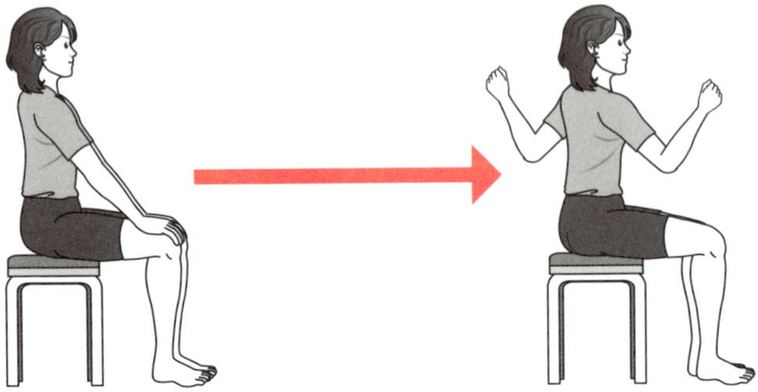

※왼쪽으로 비틀고 오른쪽으로 비트는 동작을 각 10회씩, 총 20회 실시

뒤꿈치 들기

발을 어깨너비로 벌리고 양발이 평행이 되도록 하여 선다.
의자에 가볍게 손을 얹는다. 무리하지 않는 높이까지 뒤꿈치를 들어 발끝으로 서고, 뒤꿈치를 내린다.

※15~20회 실시

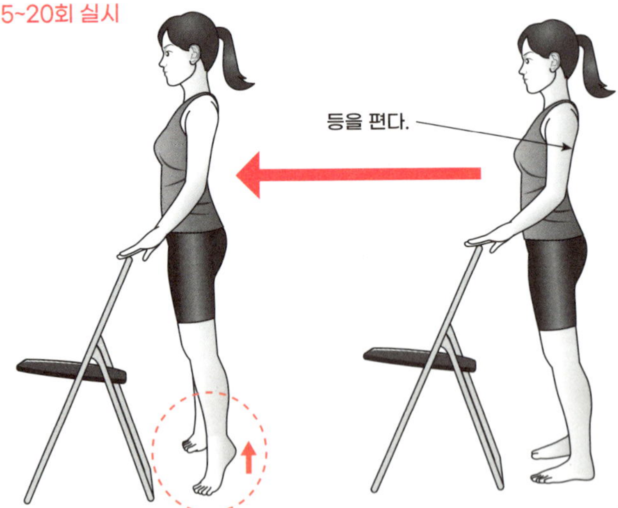

Q 118 운동은 한 종류만 하고 싶어요. 매일 할 수 있는 효과적인 운동이 있을까요?

혈당을 효과적으로 낮추는 데는 몸에 과도한 부하를 가하지 않고 하반신, 특히 대퇴근(허벅지의 근육)을 자극하는 걷기 운동 같은 유산소 운동이나 스쾃 같은 근력 트레이닝이 적합합니다. 허벅지에는 많은 근육이 집중되어 있어 GLUT4(Q111 참조)의 작용으로 포도당과 지방 연소를 촉진합니다.

스쾃은 대퇴근을 단련하는 이상적인 운동인데 여기에 유산소운동의 요소를 추가하면 혈당을 낮추는 효과가 더욱 높아집니다. 그래서 고안한 것이 깊은 호흡을 하면서 실시하는 10초 스쾃입니다.

10초 스쾃은 배꼽 아래 단전을 의식하면서 깊이 호흡하며 무릎을 구부리고 펴는 동작을 천천히 하는 것입니다. 천천히 움직임으로써 대퇴근을 단련하는 효과가 더 높아집니다. 1회 구부리고 펴기를 10초에 걸쳐서 하는 느린 동작이어서 고령자도 무리 없이 할 수 있고, 날씨가 나쁜 날에도 집에서 쉽게 할 수 있어서 날마다 실시하는 습관을 들이기 좋은 운동입니다. 마음을 먹고 매일 식후에 10초 스쾃을 실천하기를 권합니다.

10초 스쾃 방법

1

양발을 어깨너비로 벌리고 서서 온몸의 힘을 뺀다.
양 손바닥을 위로 하여 배꼽 아래로 가지고가
배꼽에서 약 90cm 아래 있는 단전을 의식한다.

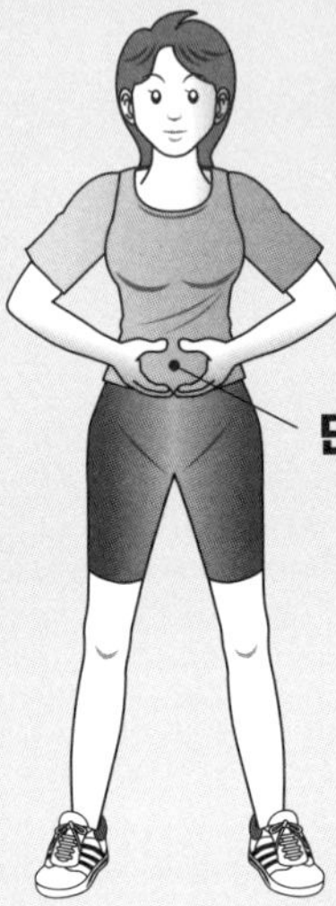

2

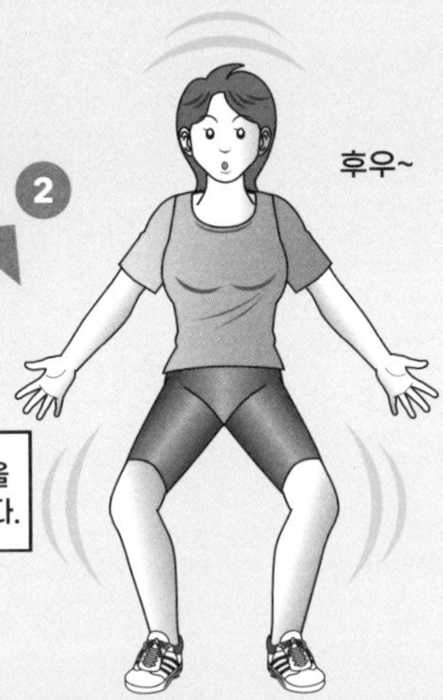

등을 똑바로 펴고 입으로 숨을 내쉬며
약 5초에 걸쳐 양손을 좌우로 펼치면서
천천히 무릎을 구부린다.

②③(약 10초)의 동작을
20회 정도 반복한다.

3

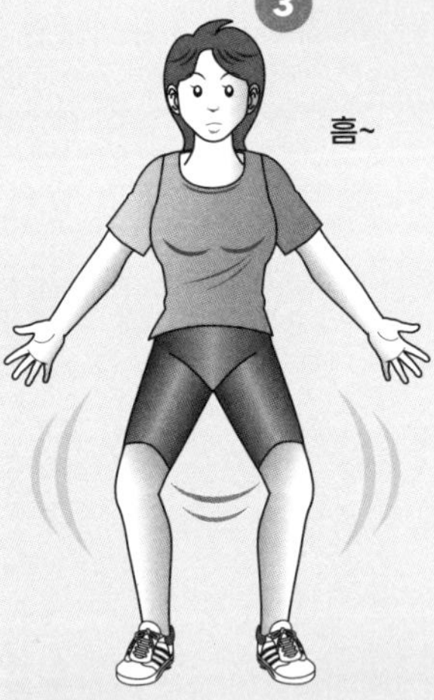

숨을 내쉰 후 코로 숨을 들이마시면서
약 5초에 걸쳐 양손을 모으며
천천히 무릎을 편다.

※ 10초 스쾃은 식후 20회씩 하면 좋다.

8

합병증에 대한 궁금증 11가지

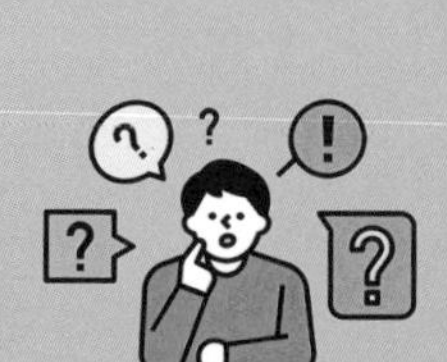

가와카미 마사노부

Q 119 당뇨병의 3대 합병증 중 하나인 당뇨병성 망막증은 어떤 병인가요?

오랜 기간 동안 고혈당 상태로 지내면 혈관벽이 손상되어 전신의 혈관에 장애가 생깁니다. 특히 신경과 눈, 신장 등에 있는 가는 혈관이 손상을 입기 쉬운데, 이런 혈관이 손상되면 합병증을 일으킬수 있습니다. 당뇨병의 3대 합병증은 당뇨병성 망막증, 당뇨병성 신증, 당뇨병성 신경장애입니다. 그밖에도 심장과 뇌, 다리 등에 있는 비교적 굵은 혈관에서는 고혈당으로 인해 동맥경화가 진행되어 심근경색이나 뇌졸중, 다리 혈관의 동맥경화 등을 일으킬 수 있습니다.

당뇨병이 일으키는 합병증

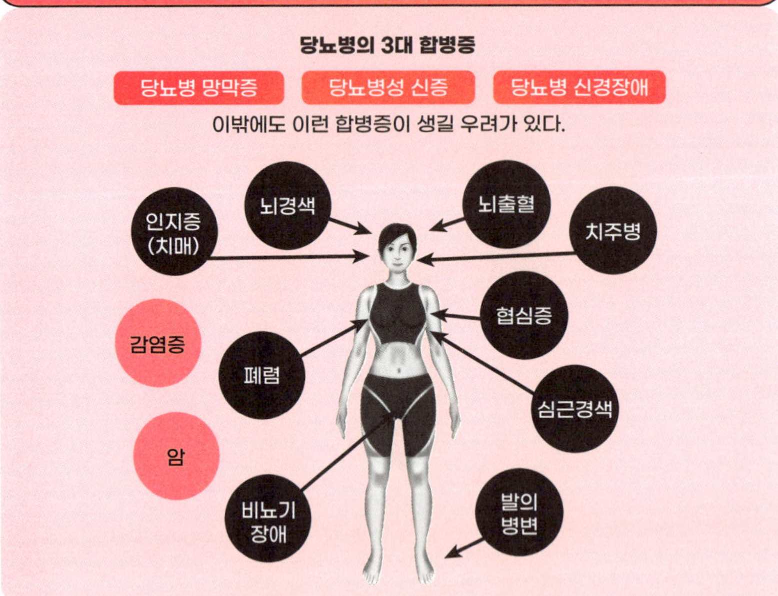

당뇨병의 3대 합병증 가운데 당뇨병성 망막증은 고혈당으로 인해 안구의 가장 깊은 곳에 있는 망막에 뻗어 있는 모세혈관이 손상되어 일어나는 질병입니다.

당뇨병성 망막증은 진행 정도에 따라 다음과 같은 세 단계로 나눕니다.

단순 망막증

망막의 모세혈관이 약해지고 혈관의 일부가 부어서 모세혈관류라는 혹이 생긴다거나 작은 출혈이 일어나거나 출혈된 혈액이 쌓여서 얼룩이 생깁니다.

증식 전 망막증

모세혈관의 협착이 진행되어 혈류가 악화되고 출혈량과 얼룩이 늘어납니다.

증식 망막증

모세혈관이 폐색되어 혈류가 끊기고 망막에 산소와 영양이 공급되지 못하게 되면 그것을 보충하기 위해 '신생혈관'이라는 비정상적인 혈관이 생깁니다. 신생혈관은 대단히 약해서 유리체(안구 내부의 대부분을 차지하는 무색투명한 조직)가 잡아당겨지면 망가져 출혈이 일어나기 쉽고, 이 출혈로 유리체가 혼탁해지면 눈에 들어오는 빛이 차단되어 시력이 저하됩니다. 신생혈관의 발생과 함께 망막에 증식한 막이 당겨져서 '망막박리'를 일으키는 경우도 있습니다. 이것이 사물을 볼 때 중요한 황반부에 쌓이면 급속하게 시력이 저하되는 것입니다.

망막증뿐 아니라 당뇨병으로 인한 백내장과 녹내장이 일어나기도 합니다.

고혈당 상태가 계속되면 눈의 수정체가 변성되어 탁해지기 때문에 백내장이 일어납니다. 일반적인 백내장은 수정체 주변부터 탁해지기 시작하는데 반해 당뇨환자는 수정체의 중심부나 뒤쪽부터 탁해지는 것이 특징입니다.

또 당뇨병성 망막증이 진행되어 신생혈관이 방수를 막으면 안압이 상승하고 시력이 저하되거나 시야 결손이 생기는 녹내장이 일어납니다.

당뇨병이 일으키는 합병증

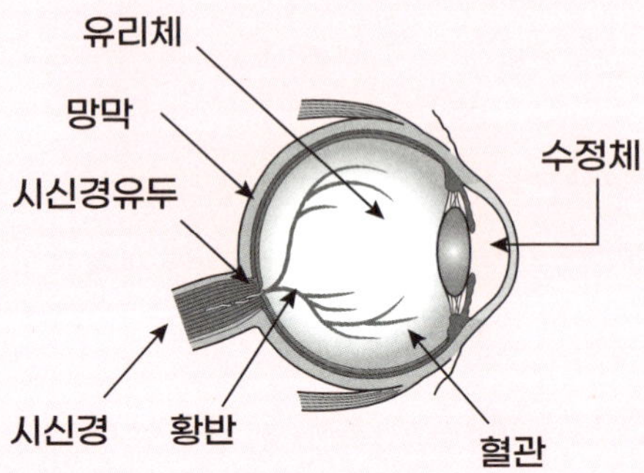

당뇨병성 망막증의 진행

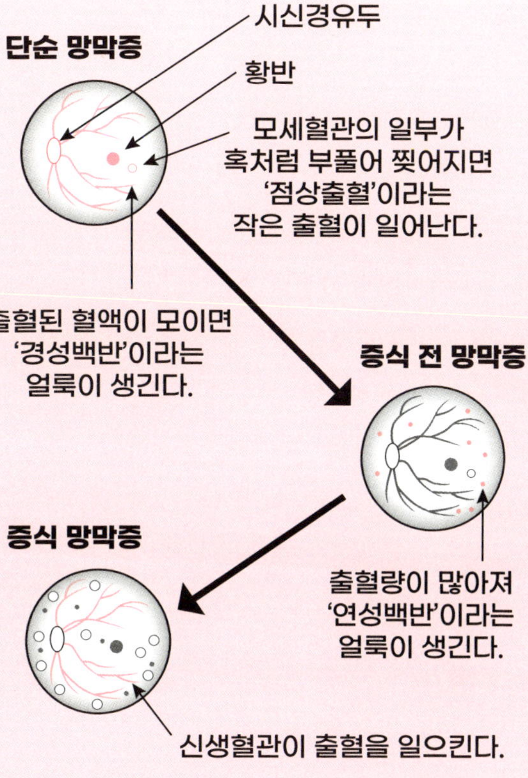

단순 망막증
시신경유두
황반
모세혈관의 일부가
혹처럼 부풀어 찢어지면
'점상출혈'이라는
작은 출혈이 일어난다.
출혈된 혈액이 모이면
'경성백반'이라는
얼룩이 생긴다.
증식 전 망막증
출혈량이 많아져
'연성백반'이라는
얼룩이 생긴다.
증식 망막증
신생혈관이 출혈을 일으킨다.

Q 120 당뇨병성 망막증이 진행되면 실명하기도 한다던데 막을 방법이 있나요?

당뇨병성 망막증은 대부분 서서히 나타나고 자각증상이 거의 없기 때문에 발견이 늦어지는 경우가 많습니다. 자각증상이 거의 없는 시기가 오래 지속되다가 증식 망막증(Q119 참조) 단계에 와서야 비로소 시력 감퇴를 자각하는 사람이 많습니다.

우선 식사나 운동 등 생활습관을 바로잡고 약물요법으로 혈당을 제대로 조절하는 것이 중요합니다. 고혈압도 당뇨병성 망막증의 발병 및 진행에 깊이 관여하기 때문에 혈압 조절도 중요해집니다.

당뇨환자는 정기적인 안과 검진을 받고 '안저 검사'나 '형광안저조영 검사', '광간섭단층계 검사'를 받아보는 게 좋습니다. 설령 검사에서 망막에 이상이 발견되지 않았더라도 적어도 1년에 한 번은 안과에서 검사를 받아야 합니다. 조기에 이상을 발견하여 적절한 치료를 받으면 본격적인 발병을 막을 수도 있습니다.

당뇨환자는 백내장이나 녹내장을 일으킬 리스크도 높아지므로 이런 안과 검사도 중요합니다.

Q 121 당뇨병성 망막증에 걸리면 어떤 치료를 하나요?

Q119에서 설명한 단순 망막증 단계에서는 혈당 조절을 하면서 경과를 관찰합니다. 작은 출혈이라면 저절로 소실되는 경우도 있습니다.

증식 전 망막증 단계에서는 레이저를 이용한 광응고치료를 하게 됩니다. 이것은 안구 바깥에서 레이저를 투사하여 망막의 손상된 부분을 열로 응고시키고 파괴하여 망막증이 더 이상 진행되지 않게 하는 치료법입니다. 이는 신생혈관 발생을 예방하거나 이미 생긴 신생혈관을 퇴축하기도 합니다. 출혈이나 백반을 소실시키는 효과도 있습니다.

증식 망막증까지 진행되어 유리체 출혈이나 출혈에 의해 망막에 생긴 증식막이 보이는 경우에는 유리체 수술에 들어갑니다. 유리체의 출혈을 흡인하고, 출혈이 있는 유리체나 증식막, 신생혈관을 제거합니다.

또 당뇨병성 망막증이 되면 모세혈관으로부터 혈액 속 성분이 새어나와 망막에 부종이 발생하기도 합니다. 망막 중앙 부분의 황반이 부푸는 '황반부종'에 대해서는 VEGF 저해제나 스테로이드제를 사용하여 치료합니다.

당뇨병성 망막증 치료는 안과에서 이루어지지만 치료에는 혈당 조절이 중요하기 때문에 안과의와 주치의인 내과의가 연계해서 치료하게 됩니다. 이때 도움이 되는 것이 '당뇨병 연계수첩'입니다. 혈당 수치나 당화혈색소, 혈압, 합병증 검사 결과 등을 각각의 의사가 수첩에 기입함으로써 환자의 상태를 적확하게 파악할 수 있습니다. 수첩은 주치의와 상담하여 마련할 수 있습니다.

레이저 광응고치료

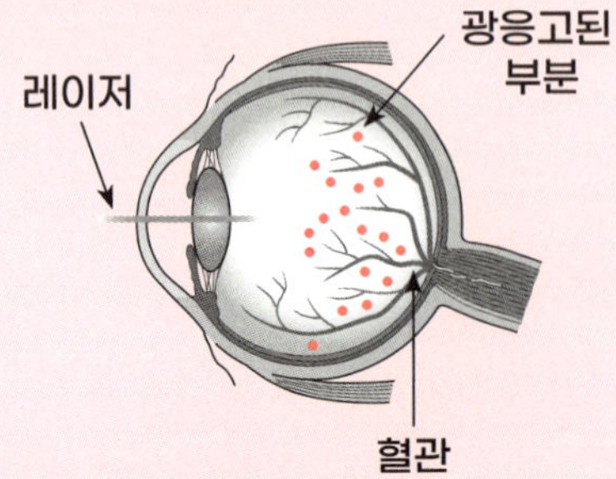

망막 혈관의 막힌 부분에 레이저를 투사하여
응고시켜 파괴하고, 신생혈관 발생을 예방하고 치료한다.

유리체 수술

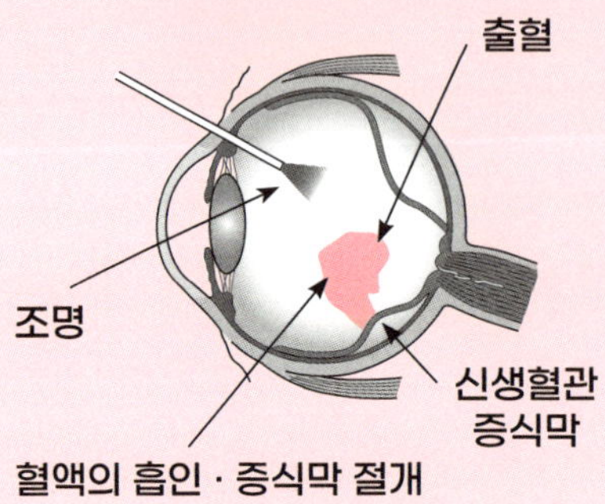

유리체에 기구를 삽입하여 유리체 조직이나 출혈,
신생혈관, 증식막을 제거한다.

Q 122 3대 합병증 중 하나인 당뇨병성 신증은 어떤 병인가요?

신장 속 가느다란 혈관은 무수하게 가지를 쳐서 '사구체'라는 덩어리 형태의 조직을 이룹니다. 사구체 혈관에는 작은 틈이 많이 있고 그것이 '필터'처럼 여과작용을 하여 단백질은 혈액 속에 남기고 여분의 염분과 수분, 노폐물 등을 소변과 함께 배출합니다.

혈당이 높아지면 사구체가 손상되어 서서히 망가져서, 본래는 사구체를 통과해 빠져나가지 않을 단백질이 소변으로 새어 나갑니다. 이런 상태가 진행되면 사구체의 여과기능이 저하되어 노폐물이 체내에 쌓이고, 염분이나 수분도 충분히 배출할 수 없게 됩니다. 이것이 당뇨병성 신증이 일어나는 구조입니다.

당뇨병성 신증 초기에는 자각증상이 거의 없고, 상당히 진행된 후에야 피로감, 부기, 구토감, 식욕부진 등이 나타납니다. 고혈당이 개선되지 않으면 신장기능은 더욱 나빠져 신부전 상태에 빠지게 되고, 체내의 노폐물이나 여분의 수분을 인공적으로 제거하는 투석요법이 필요하게 됩니다.

당뇨병성 신증이 일어나는 구조

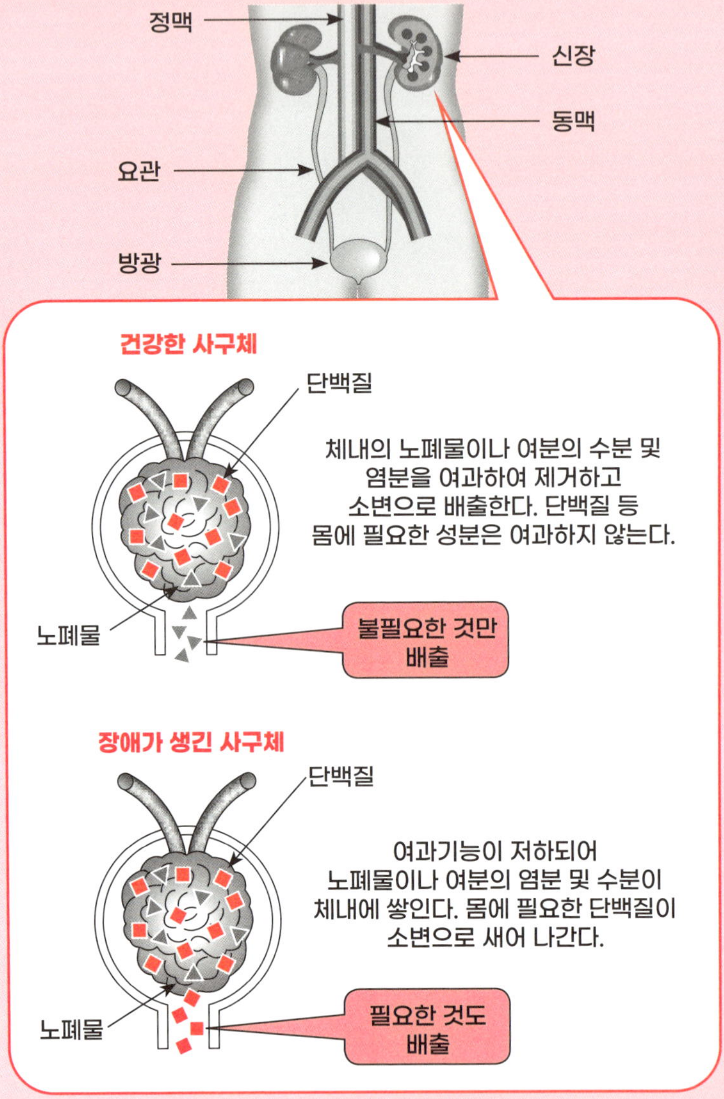

Q 123 당뇨병성 신증이 의심되는 경우 어떤 검사가 필요한가요?

당뇨병성 신증에 걸리면 신장의 사구체에 높은 압력이 가해지고 단백질이 소변으로 새어 나가게 됩니다. 건강진단 시 소변 검사에서 요단백의 '+' 수치가 클수록 소변 속 단백질 농도가 높다는 것을 나타냅니다.

당뇨병성 신증이 의심되면 '알부민 검사'를 하게 됩니다. 이 검사에서는 알부민이라는 단백질의 일종이 소변으로 새어 나가는지 아닌지를 조사합니다.

또한 신장의 작용이 저하되면 혈액 속에 늘어나는 '혈청크레아티닌'도 조사합니다. 크레아티닌은 체내 노폐물의 일종입니다. 혈청크레아티닌 값을 바탕으로 GFR(사구체 여과량)을 산출하는데, 이 수치를 'eGFR'이라고 하고, 사구체가 혈액을 어느 정도 여과할 수 있는지, 신장의 기능이 어느 정도인지 보여줍니다.

이러한 검사를 정기적으로 받으면 당뇨병성 신증을 조기에 발견할 수 있습니다.

Q 124 당뇨병성 신장질환이라는 병명을 들었어요. 당뇨병성 신증과 어떻게 다른가요?

당뇨병성 신증이라고 진단하는 전제는 알부민뇨가 있다는 것입니다. 그런데 당뇨병이 원인이 되어 생기는 신장병 중에 알부민뇨가 없는 유형이 있다는 것이 밝혀졌습니다. 이에 일본당뇨병학회와 일본신장학회는 알부민뇨가 나오는 유형과 나오지 않는 유형을 합하여 당뇨병성 신장질환(DKD)으로 부르기로 했습니다.

당뇨병성 신증에서는 신장의 사구체가 망가져서 새어 나온 알부민이 소변으로 배출됩니다. 하지만 알부민이 소변 속에 새어 나오지 않는 유형인 당뇨병성 신장질환은 동맥경화로 인해 신장의 작용이 나빠진 것으로, 사구체는 망가지지 않은 상태입니다.

당뇨환자는 알부민뇨를 조사하는 검사와 eGFR을 조사하는 혈액검사(Q123 참조)를 몇 개월에 한 번씩 받는 것이 좋습니다.

검사 결과 알부민뇨가 양성인 경우는 당뇨병성 신증이 의심됩니다. eGFR 수치가 60 미만인 경우는 알부민뇨가 나오지 않더라도 당뇨병성 신장질환이 의심되니 더 자세한 검사를 해야 합니다.

Q 125 당뇨병성 신증에 걸리면 어떤 치료를 받나요?

당뇨병성 신증으로 진단받은 경우, 식사나 운동을 중심으로 한 생활습관 개선은 물론이고, 혈당 관리와 함께 혈압 관리도 해야 합니다.

합병증으로 고혈압이 있으면 신장의 사구체에 혈액이 들어갈 때 압력이 높아져 사구체가 손상됩니다. 그리고 신장의 작용이 저하되면 염분이나 수분 배출도 잘 안 되어 그것을 보충하려고 신장이 혈압을 높이기 때문에 사구체가 더 손상됩니다. 이런 악순환을 끊기 위해서는 혈압 관리가 필요합니다.

혈당과 혈압이 목표치에 도달하지 못한 경우, 신장의 작용을 개선하고 당뇨병성 신증 진행을 억제하는 약물요법 병용을 검토해야 합니다.

치료약인 SGLT2 저해제는 신장에 작용해서 혈액 속 여분의 포도당을 소변으로 배출시켜 사구체의 부담을 덜어주기 때문에 당뇨병성 신증 진행을 억제하는 효과가 있습니다. 대규모 임상시험에서 심부전을 억제하는 효과도 확인되었습니다. GLP-1 수용체 작용제 또한 당뇨병성 신증의 진행을 억제하는 효과가 있다고 밝혀졌습니다.

Q 126 당뇨병성 신증이 진행되면 투석을 해야 한다던데 막을 수 있나요?

당뇨병성 신증이 진행되면 결국 신장이 본래의 기능을 다하지 못하는 '신부전' 상태에 빠질 수 있습니다. 그리고 신장의 사구체가 여과기능을 거의 잃어버리면 투석요법을 해야 하는데, 혈당이나 혈압 조절과 병행해서 '혈액투석'이나 '복막투석'을 하게 됩니다.

당뇨병으로 진단된 후 되도록 빠른 시기에 당뇨 수치와 혈압을 조절하면 합병증을 예방할 수 있습니다. 과식이나 고염분, 고단백 식사는 신장에 부담을 주기 때문에 당뇨병성 신증이 많이 진행된 경우에는 단백질이나 칼로리를 제한해야 합니다.

투석요법을 시작하면 운동을 제한하지만, 그 이전 단계에서는 적절한 운동을 계속하는 것이 신장의 작용을 개선하는 데 도움이 됩니다. 또한 대사증후군이나 지질이상증, 고요산혈증 등을 합병증으로 갖고 있다면 동맥경화 진행을 억제하기 위해서도 이것에 대한 치료가 필요합니다.

Q 127 3대 합병증 중 하나인 당뇨병성 신경장애는 어떤 병인가요?

당뇨병성 신경장애는 전신의 말초신경이 망가지는 병입니다. 당뇨병으로 인한 고혈당으로 신경장애가 일어나는 이유는 크게 두 가지입니다.

한 가지는 말초혈관에 장애가 생겨 혈류가 악화되거나 말초신경에 영양과 산소를 충분히 공급하지 못하기 때문입니다. 또 하나는 고혈당으로 인해 말초신경 자체가 변성되거나 탈락되었기 때문입니다.

당뇨병성 신경장애는 3대 합병증 중에서도 가장 많이 일어나는데, 비교적 초기 단계부터 증상이 나타납니다. 가장 많이 나타나는 증상은 발가락이나 발바닥의 저림, 통증, 감각 마비입니다. 그중에는 '발바닥에 뭔가 붙어 있는 느낌이 든다'거나 '마룻바닥을 걷는데 돌길을 걷는 느낌이다' 같은 증상을 호소하는 사람도 있습니다. 더 진행되면 손에도 마찬가지 증상이 나타나기도 합니다. 눈의 신경에 장애가 생겨 눈동자가 한쪽으로 치우치거나, 안면신경에 장애가 발생해 입이 비뚤어지기도 합니다.

말초신경 중 자율신경에 장애가 생기면 다양한 증상이 나타납니다. 자율신경은 심장, 폐, 위, 장, 비뇨기 등 다양한 장기의 작용을 조절하고 있기 때문입니다. 예를 들면 현기증, 불면증, 위의 불편감이나 속쓰림, 설사나 변비, 배뇨 장애, 발기 장애 등의 증상이 나타납니다.

특히 위험한 것이 부정맥인데, 돌연사의 원인이 될 수도 있습니다.

당뇨병이 진행되면 심근경색을 초래할 리스크가 높아지는데, 신경장애를 합병증으로 가지고 있으면 심근경색의 신호인 강한 가슴 통증을 느끼지 못하게 될 수도 있어 주의가 필요합니다.

당뇨병성 신경장애에서 나타나기 쉬운 증상

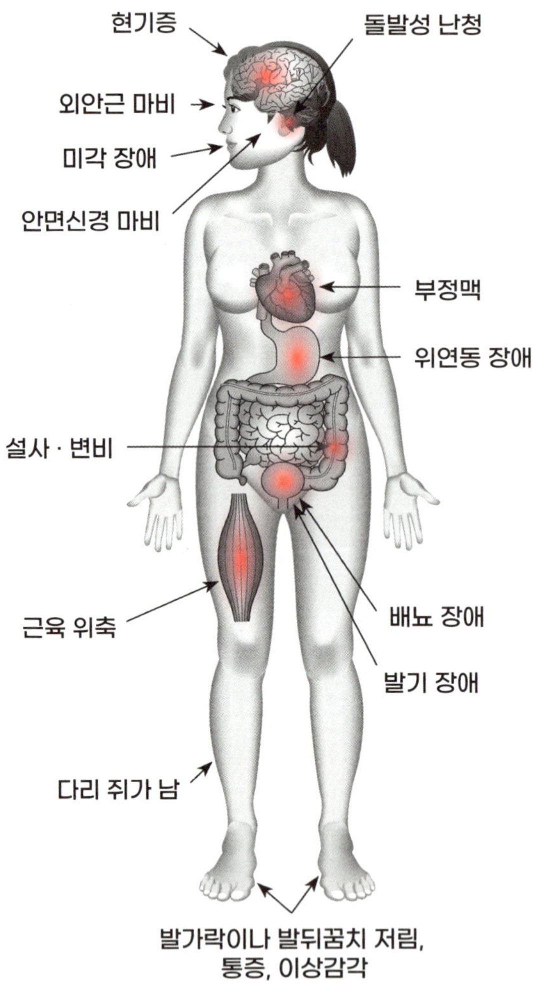

Q 128 당뇨병성 신경장애일 때 어떤 검사나 치료를 하나요?

당뇨병성 신경장애를 진단하는 확실한 검사법은 '신경전도 검사'입니다. 말초신경을 전기로 자극하여 자극이 전해지는 속도를 측정하는 검사로, 신경장애가 있으면 전도 속도가 늦습니다. 기구로 아킬레스건을 두드려서 반응을 알아보는 '아킬레스건 반사 검사'나 진동을 전달하는 음차를 무릎뼈에 대어 진동을 느끼는 시간을 측정하는 '진동각 검사'도 실시됩니다. 그밖에 '심전도 검사', '초음파 검사'가 이루어지기도 합니다.

경증 신경장애라면 혈당 조절이나 셀프케어로 증상을 억제할 수 있지만, 증상이 중해지거나 장기화되면 개선하기 어렵습니다. 그 경우에는 약물요법을 시행합니다.

신경장애 증상은 여러 종류로 나뉘기 때문에 다양한 약을 사용합니다. 예를 들면 당뇨병성 신경장애에 의한 저림이나 동통에 대해서는 알도스 환원효소 저해제 등을 처방합니다. 증상에 따라 진통제나 항우울제, 항경련제, 항부정맥약, 혈압강하제, 위장약 등을 처방하기도 합니다.

129 당뇨병성 신경장애가 진행되면 발의 괴저가 나타나는 사람도 있다는데 막을 수 있나요?

당뇨병성 신경장애가 진행되면 전신의 감각이 마비되어 증상을 느끼기 어려워지고, 신발에 쓸린 발의 상처나 화상, 무좀, 못이 생겨도 자각하지 못합니다. 또한 고혈당 상태가 계속되면 작은 상처에서 감염증이 일어나기도 쉽습니다.

나아가 합병증으로 폐색성 동맥경화증이 생긴 경우, 발 말단까지 혈액과 영양이 충분히 공급되지 못해 감염증에 의해 궤양이나 괴저가 일어나 발이나 발가락을 절단하는 일도 생깁니다. 이런 상황을 예방하려면, 발에 상처가 없는지 매일 체크하는 것이 중요합니다. 매일 발을 꼼꼼히 씻어 청결하게 유지하고, 발톱을 자를 때는 피부에 상처가 나지 않도록 주의하며, 거칠어진 부분은 보습크림 등으로 관리해줍니다. 신발도 발에 맞는 것을 선택하여 발에 상처가 나지 않도록 조심해야 합니다.

발의 궤양이나 괴저를 일으키는 폐색성 동맥경화증은 하지의 동맥에 동맥경화를 일으켜 혈관이 좁아지며 막혀 혈류가 악화되고, 처음에는 손발이 저리거나 시린 증상이 나타나다가 결국은 하지 통증이나 보행 장애가 나타납니다.

발의 괴저가 발생하면 종래에는 절단수술을 했지만, 최근에는 일부 의료기관에서 발 절단을 피할 수 있는 '인터벤션 시술(중재 시술)'을 시행하고 있습니다. 이것은 좁아진 혈관에 카테터라는 가는 관을 통과시켜 그 끝에 매단 풍선을 부풀려서 혈관을 넓히는 치료법입니다.

동맥의 폐색범위가 비교적 넓은 경우에는 혈류가 악화된 혈관 대신 다른 혈관으로 우회로를 만드는 '바이패스 수술(우회수술)' 치료법도 있습니다.

폐색성 동맥경화증이란?

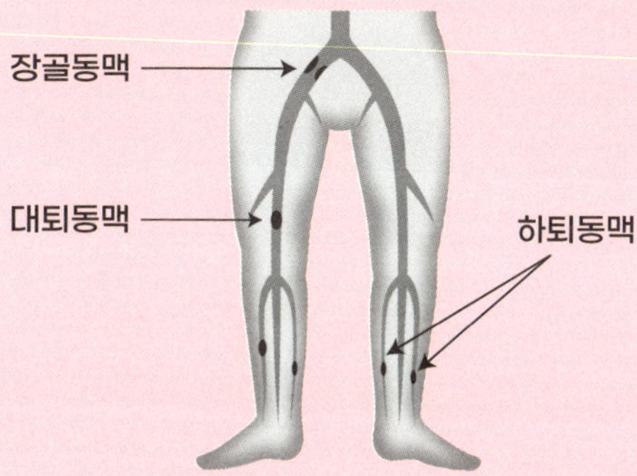

어떤 증상이 나타날까?

다리 저림이나 수족냉증

▼

일정 거리를 걸으면 다리가 조이듯 아파서 걸을 수 없게 되지만, 멈추어 쉬면 다시 걸을 수 있게 된다.

▼

안정을 취해도 아프다.

▼

궤양이나 괴저가 생긴다.

9

일상생활의 주의점과 셀프케어에 대한 궁금증 13가지

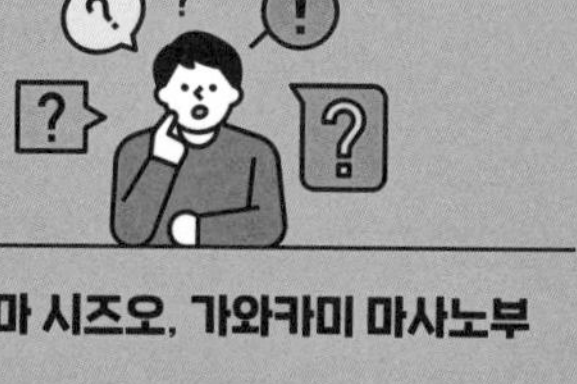

가지야마 시즈오, 가와카미 마사노부

Q 130 스트레스도 당뇨병을 악화시킨다고 하는데 평소 어떤 마음가짐이 필요할까요?

스트레스는 과식이나 비만과 함께 당뇨병을 초래하는 원인 중 하나로 여겨집니다. 스트레스를 받으면 체내에서 부신피질호르몬이 분비되어 간에 축적되어 있던 지방을 포도당으로 변환시켜 혈액 속으로 보냅니다. 이 호르몬 분비가 왕성해지면 당대사가 저하되어 혈당이 상승하게 되는 것입니다.

이것을 방지하려면 자신에게 맞는 스트레스 해소용 습관을 만들어 실행하는 것이 좋습니다. 당뇨환자는 식사를 바로잡는 것이 필요하지만, 칼로리나 당질을 너무 엄격하게 제한하면 오히려 그것이 스트레스가 되어 더욱 과식을 불러올 수 있습니다.

스트레스를 자연스럽게 해소하고 혈당을 조절하려면, 일상에서 몰두할 수 있는 취미를 가지거나, 몸에 무리가 가지 않는 정도의 운동을 하거나, 수면과 식사를 규칙적으로 하고 몸을 활동적으로 움직이기도 하고 안정시키기도 하면서 자율신경을 정돈하거나, 목욕이나 아로마테라피 등으로 심신을 이완시키는 등의 습관을 들이면 좋습니다. 더불어 고민을 털어놓을 수 있는 친구와 자주 교류하며 지내는 것도 중요합니다. • 가와카미 마사노부

131 술을 끊지 못하겠습니다. 적당히 즐기려면 어떻게 해야 할까요?

술의 알코올은 정종 한 홉에 200kcal나 되는 고칼로리이며, 인슐린 분비를 억제하거나 증가시키면서 혈당 조절을 불안정하게 합니다. 게다가 당질 이외의 영양소는 거의 들어 있지 않습니다. 게다가 술을 마시면 자기관리가 느슨해져 식사 관리도 엉망이 되기 십상이어서 가능하면 음주는 피하는 것이 좋습니다.

그렇지만 식사요법이나 운동요법을 잘 따르고 있고, 혈당도 안정되어 있으며, 합병증도 없는 사람이라면 가끔 기분 전환을 위해 적절한 음주를 하는 것은 괜찮습니다.이때 섭취량은 사람에 따라 다르지만, 하루 2단위(맥주라면 중간 병 1병, 정종이라면 1홉)로 제한하고 일주일에 1, 2회는 간이 쉬는 날로 정해둡니다.

음주할 때는 꼭 안주를 곁들이도록 합니다. 술안주에는 고지방에 간이 센 요리가 많은데 그런 요리를 피해서 단백질이나 비타민, 미네랄이 풍부한 두부, 생선, 채소, 버섯 등을 이용한 요리를 선택하면 좋습니다.

무엇보다 중요한 것은 과음은 절대적으로 피하고 적정량만 즐겨야 한다는 점입니다. • 가와카미 마사노부

Q 132 고기 없는 밥상은 못 참아요. 혈당 수치를 올리지 않고 고기 먹는 법이 있을까요?

당뇨병의 식사요법에서는 자신의 추정 에너지 섭취량(Q93 참조)을 지키는 것이 기본입니다. 고기는 고칼로리지만 추정 에너지 섭취량 이내라면 먹어도 전혀 문제가 없습니다.

다만, 소고기나 돼지고기의 비계나 닭고기의 껍질은 고칼로리이므로 제거하는 게 좋습니다. 그것만으로도 고기 그 자체의 칼로리가 상당히 낮아집니다. 또 비계 등 고기의 지질은 동맥경화를 진행시키므로 삼가는 것이 좋습니다.

그렇지만 육류의 붉은 살코기라면 오히려 적극적으로 먹는 것이 좋습니다. 육류나 생선 등의 단백질이 부족하면 근육이 줄어들기 때문입니다.

Q 133 외식을 자주 합니다. 어떤 식당에서 무슨 음식을 먹든 혈당이 쉽게 오르지 않는 식사법이 있나요?

당뇨환자는 기본적으로 추정 에너지 섭취량에 맞춘 식사를 해야 하지만 매일같이 적절한 식사를 준비하기는 힘듭니다. 요리를 잘 못하거나 일이 바빠서 식당에서 사먹거나 배달시켜 먹거나 편의점 도시락을 이용할 수밖에 없는 사람들이 제법 많습니다.

그런 사람은 먹는 순서 요법을 실행하는 게 도움이 됩니다. '①채소나 해조류를 처음에 먹어서 식이섬유를 충분히 섭취한다 → ②고기나 생선 등 단백질을 섭취한다 → ③밥이나 빵 등 당질을 마지막에 섭취한다'라는 식사법입니다. 즉, 처음에 식이섬유를 먹고 마지막에 당질을 섭취함으로써 처음에 섭취한 식이섬유가 당질이 소장에서 흡수되는 것을 억제하기 때문에 식후혈당 상승이 완만해지는 식사법입니다.

먹는 순서 요법은 집에서 먹을 때는 물론이고 외식할 때도 응용할 수 있습니다. 예를 들면 편의점 도시락을 사먹는 경우에는 채소샐러드를 추가해서 먼저 샐러드부터 먹으면 됩니다. 어느 경우든 충분히 씹고 천천히 먹는 것이 중요합니다.

Q 134 기름진 중화요리는 어떻게 먹는 게 좋을까요?

중국음식을 먹을 때 주의할 점은 조리에 기름이 많이 쓰인다는 것입니다. 당질도 많아서 다음과 같은 부분을 조심하여 식후혈당 급상승을 막아야 합니다.

① 전채 요리로는 잎채소를 볶은 것이나 피단 등 당질이 적은 것을 선택합니다. 주요리를 과식하여 식후혈당이 급상승하는 것을 방지하기 위해서도 처음에 먹는 전채 선택이 중요합니다. 공심채나 청경채 볶은 것을 선택하면 좋습니다.

② 주요리는 조미료에 주의하여 마파두부나 매운 볶음 요리를 선택합니다. 중화요리의 주요리에 쓰이는 양념이나 소스에는 당질이 많으니 주의해야 합니다. 고추와 생강은 대사를 높이므로 이것을 사용한 요리가 좋습니다.

③ 라면은 채소가 많은 탕면 등을 선택하고 국물은 남깁니다. 탕면이라면 식이섬유를 섭취할 수 있고, 국물을 남기면 섭취 칼로리도 염분도 줄어듭니다. 만두는 당질이 많으므로 1회 식사에서 3개 정도로 제한합니다.

이밖에 소흥주(찹쌀을 원료로 한 양조주—옮긴이)나 행인두부(살구씨, 한천, 설탕 등으로 만든 푸딩—옮긴이)는 당질이 많으므로 피하는 게 좋습니다.

Q 135 이탈리안 레스토랑에서는 어떻게 먹는 게 좋을까요?

이탈리안 레스토랑에서 외식할 때는 다음과 같은 점을 주의해야 합니다.

① 코스 요리를 주문할 때는 전채 요리나 샐러드부터 먹고 파스타는 마지막에!

코스 요리에서는 당질이 많은 파스타와 피자가 함께 나오는 경우가 많으니 주의해야 합니다. 처음에 채소부터 먹고, 마지막에 파스타를 먹습니다. 파스타는 남겨도 좋습니다.

② 전채 요리로는 샐러드나 마리네를 선택하고, 곁들여 나오는 빵은 먹지 않습니다.

샐러드의 식이섬유와 마리네의 식초에는 당질이나 지방 흡수를 억제하는 작용이 있습니다. 함께 나오는 빵은 먹지 않는 것이 좋지만, 너무 먹고 싶다면 한 개로 제한합니다.

③ 피자는 도우가 얇은 것을 선택하고, 파스타는 토마토소스 계열이나 페페론치노로!

피자도 파스타도 당질 덩어리이므로 적극적으로 피해야 합니다. 하지만 꼭 먹고 싶다면 당질이 적은 얇은 도우의 피자나 채소가 많은 파스타를 선택하면 됩니다.

와인을 주문하려면 레드와인을 권합니다. 레드와인은 화이트와인이나 로제와인보다 당질이 적은 편이고, 항산화성분인 폴리페놀이 풍부합니다.

Q 136 회전 초밥은 어떤 식으로 먹으면 좋을까요?

당뇨환자도 가끔은 회전 초밥을 즐기고 싶을 때가 있습니다. 초밥은 저칼로리라고 생각하기 쉽지만 초밥의 '밥'이 탄수화물이니 주의해야 합니다. 회전 초밥을 먹을 때 주의할 점은 다음과 같습니다.

① 된장국이나 계란찜, 기타 곁들이 음식을 선택합니다.

갑자기 초밥을 먹으면 혈당이 상승하기 쉬우니 우선 채소나 샐러드, 계란찜, 장국의 건더기부터 먹기 시작합니다.

② 문어나 오징어, 조개류 등 단단한 재료를 얹은 초밥부터 먼저 먹습니다.

되도록 조개류 등 단단한 재료를 쓴 초밥을 잘 씹어서 먹습니다. 잘 씹으면 만복감이 느껴져 과식을 방지할 수 있습니다.

③ 계절에 맞는 초밥을 선택해 맛과 향을 음미하며 천천히 먹습니다.

초밥을 먹는다면 미각과 후각을 동원해서 맛과 향을 즐기며 먹습니다. 천천히 먹는 동안 마음의 만족감도 얻을 수 있고, 혈당 상승도 완만해집니다. 또한 간장소스를 너무 많이 찍으면 염분을 과잉 섭취할 수 있으니 주의해야 합니다.

Q 137 간식을 먹는다면 초콜릿이 좋다고 들었습니다. 어느 정도 먹으면 될까요?

최근의 연구에서 카카오 70퍼센트 이상의 다크초콜릿에는 인슐린 작용효과를 높여 혈당을 낮추는 효과가 있다는 것이 알려졌습니다.

이탈리아의 그라씨 박사 팀은 건강한 성인 15명을 대상으로 다크초콜릿을 먹는 그룹과 먹지 않는 그룹으로 나누어 15일 동안 포도당 부하시험을 했는데 다크초콜릿을 먹은 그룹은 먹지 않은 그룹에 비해 현저하게 혈당이 내려갔습니다. 이것은 카카오에 함유된 폴리페놀(식물의 항산화성분)의 작용으로 인슐린 분비가 좋아졌기 때문입니다. 같은 실험을 계속한 결과 지방 연소 향상, 혈압 안정, 간기능 향상, 변비 개선, 스트레스 해소 등 다양한 건강효과가 확인되었습니다.

참고로 카카오의 함량이 높은 초콜릿일수록 폴리페놀과 식이섬유가 풍부하고 칼로리가 낮습니다. 폴리페놀은 체내에 축적되지 않으므로 하루 두세 알을 먹으면 좋고, 간식으로도 안성맞춤입니다.

Q 138 치주병이 당뇨병을 악화시킨다고 들었어요. 양치질 외에 일상에서 주의할 점은 뭔가요?

치주병은 당뇨병의 3대 합병증 다음가는 합병증으로 주시하고 있습니다. 입속에 사는 다수의 치주균은 인슐린의 작용을 저해하는 염증물질을 만들어냅니다. 그러면 혈당 조절이 제대로 되지 않아 당뇨병을 초래하거나 악화시킵니다. 한편 당뇨병에 걸리면 면역력이 저하되므로 치주균에 감염되기 쉽습니다.

하지만 당뇨병이 있어도 치료를 잘 하면 치주병 발병을 억제할 수 있습니다. 또한 예방이 중요하므로, 양치를 비롯한 일상의 구강 내 셀프케어에도 신경을 써야 합니다.

Q137에서 설명한 것처럼 카카오 70퍼센트 이상의 다크초콜릿은 폴리페놀을 많이 함유하고 있어서 인슐린 작용을 높이는 작용이 있습니다. 그뿐 아니라 다크초콜릿 자체가 치주병 개선에 효과가 있다는 것이 오카야마대학교의 예방치과학 연구에서 밝혀졌습니다. 당뇨환자나 치주병이 걱정인 사람은 매일 구강 케어를 하고 카카오 함량이 높은 초콜릿을 적정량 먹는 것도 좋습니다.

139 당뇨환자에게 필요한 발 관리는 어떻게 하면 좋을까요?

당뇨환자는 신경장애나 혈류 장애가 일어나기 쉽습니다. 혈류 장애가 있으면 발끝까지 영양과 산소가 충분히 도달하지 못하여 발에 상처가 생겨도 좀처럼 낫지 않습니다. 이것을 방치하면 발이 괴저되기도 합니다. 이런 사태를 예방하려면 발 상태를 확인하고 관리하는 것이 중요합니다.

매일 습관들여야 하는 것은 발 상태 확인입니다. 발에 상처가 나거나 붓지 않았는지, 못이 박이거나 티눈이 생기지 않았는지, 무좀이 생기거나 색이 변한 부분이 없는지를 확인해야 합니다.

발 체크 시트를 이용하면 매일 발의 변화를 적어볼 수 있어서 편리합니다. 그리고 어떤 이상이 발견된다면 바로 병원에서 검사를 받아야 합니다.

발 관리도 매일 꼼꼼하게 해야 합니다. 비누로 발 뒤쪽부터 발가락 사이까지 꼼꼼하게 씻어서 청결하게 하고 보습크림을 발라둡니다. 발톱을 자를 때는 너무 바싹 자르지 않도록 하고, 자른 후에는 손톱줄로 갈아서 피부가 상하지 않도록 합니다.

신발을 고를 때도 중요합니다. 자신의 발에 맞는 신발인지 확인해야 합니다. 신었을 때 압박감이 없고, 뒤꿈치가 쓸리지 않는 신발이 이상적입니다.

양말은 흡습성이 좋은 면이나 울 소재를 선택하는 것이 좋습니다.

맨발로 신발을 신으면 무좀이나 상처의 원인이 되니 양말을 신도록 합니다.

추운 계절에 주의할 것은 난방기구나 일회용 손난로에 의한 저온화상입니다. 당뇨환자는 열을 느끼는 것이 둔해지니 난방기구 등이 피부에 직접 닿지 않도록 주의해야 합니다.

발에 조금이라도 이상이 있는 것을 발견했다면 바로 주치의나 가까운 병원에서 진료를 받는 것이 중요합니다. 병원에 따라서는 '풋케어 외래'를 개설하고 있으니 이상 유무에 관계없이 한번 진찰을 받아보고 관리에 대한 조언을 받는 것도 좋습니다. • 가와카미 마사노부

발 상태를 확인하자

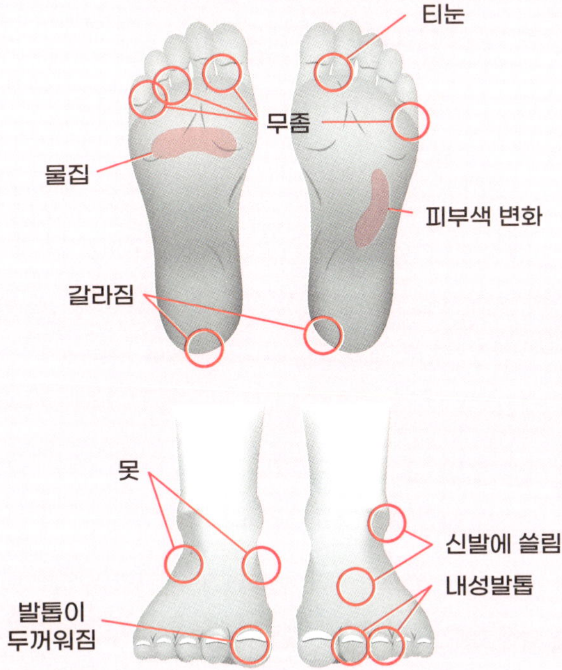

↑ 그림의 염려되는 부분에 동그라미 치고 아래에서 해당하는 항목에 체크한다.

- □ 못, 물집, 티눈이 있다.
- □ 신발에 쓸려 피부가 까졌다.
- □ 무좀이 있다.
- □ 뒤꿈치가 갈라졌다.
- □ 상처가 있는데 잘 낫지 않는다.
- □ 발톱이 두껍다. 내성발톱이다.
- □ 피부나 발톱이 변색되었다.
- □ 악취가 난다.
- □ 발이 차다. 저리듯 아프다.
- □ 피부감각이 둔하고, 통증을 잘 못 느낀다.

Q 140 다른 당뇨병 환자와 정보교환을 하고 싶어요. 환우회가 있을까요?

당뇨병 환자들끼리 정보교환을 하는 것은 치료에 동기부여가 되기에 큰 도움이 됩니다. 혈당 자기관리는 제대로 되지 않는 경우가 많고, 혼자서 고민해도 좀처럼 해결이 어렵습니다. 서로 혈당 조절의 요령을 알려주거나 체험담을 나누면서 격려해주는 사람이 있으면 정신적으로도 도움이 됩니다.

일본당뇨병협회의 '당뇨병 환우회'는 당뇨병 환자와 가족들, 의료관계자로 구성되어 있습니다. 전국 약 1,600개 병원과 진료소에 있고, 당뇨병에 관심이 있는 사람이라면 누구라도 가입할 수 있습니다. 주로 공부 모임과 환우들의 정보교환 모임이 많고, 레크리에이션 행사를 개최하기도 하고, 당뇨병 환자들을 위한 정보지 〈사카에〉도 배포하고 있습니다.

자신이 다니는 의료기관에 환우회가 없다면 일본당뇨병협회에 문의하면 됩니다. 본부에 개인이 가입하는 것도 가능합니다. 그 외에 행정기관 등에서도 당뇨병 세미나를 열고, 다양한 이벤트를 벌이고 있어서 당뇨병에 관한 새로운 정보를 얻을 수 있습니다. • 가와카미 마사노부

141 평소 혈당 조절에 도움이 되는 물품이 있나요?

당뇨병의 혈당 측정은 의료기관에서 하는 검사가 기본이지만, 환자 본인이 자가측정할 수도 있습니다. 자가측정으로 혈당 변동을 파악하다 보면 식사와 운동, 스트레스와의 관계에 대한 이해가 깊어집니다. 환자의 자기관리 의식도 높아져 복약 조절에도 좋은 영향을 미칩니다.

스스로 측정할 수 있는 혈당측정기는 약국 등에서 구입할 수 있습니다. 검사 소요시간 등에 차이가 있으니 자신이 쓰기 편한 것을 선택하면 됩니다. 인슐린요법을 받고 있다면 혈당측정기를 구입할 때 건강보험이 적용됩니다.

혈당을 포함한 건강관리의 기본은 체중과 혈압 측정입니다. 측정 데이터가 저장되는 헬스미터도 있으니 이것을 사용해서 체중과 혈압을 측정하여 관리하면 좋습니다. 살이 찌는 것 같다면 복부 둘레를 재기 위한 줄자도 빼놓을 수 없습니다.

스마트폰 만보계 앱도 도움이 됩니다. 휴대하고 걷는 것만으로도 걸음 수와 소비 열량을 자동으로 계산해주니 매우 편리합니다.

• 가와카미 마사노부

Q 142 지진이나 수해가 걱정이에요. 당뇨환자는 어떻게 준비해야 할까요?

재해는 언제 어디서 일어날지 모릅니다.

당뇨병 환자에게 재해 대비로서 가장 중요한 것은 약입니다. 바로 가지고 나갈 수 있는 곳에 혈당약과 인슐린, 혈당측정기 등을 함께 전용 주머니에 넣어 두면 좋습니다. 약의 양은 적어도 사흘치 정도는 필요합니다. 직장이나 출장지에서 재해를 당하는 경우도 있으니 직장에도 예비분을 보관하거나 휴대하면 안심할 수 있습니다.

당뇨수첩, 복약수첩, 보험증 사본도 휴대하면 좋습니다.

그리고 당뇨환자용 '긴급상황연락카드(ICE 카드)'는 재해뿐 아니라 저혈당이나 교통사고 같은 응급 시에도 필요합니다. 주위 사람이나 의료관계자에게 당뇨병이라는 것을 알리고 적절한 처치를 받을 수 있도록 지갑 속에 넣어 상시 휴대해야 합니다.

재해를 입어 피난생활을 하면 식사나 운동 및 위생관리도 어려워집니다. 구체적인 경우를 상정하여 자신을 지키기 위해 필요한 준비를 해두어야 합니다. • 가와카미 마사노부

저자 소개

오다와라 마사토 · 小田原　雅人

도쿄의과대학교 특임교수.
도쿄대학교 의학부를 졸업했다. 도쿄대학교 부속병원 조수, 영국 옥스포드대학교 의학부 강사,
도쿄의과대학교 내과학 제3강좌 주임교수, 도쿄약과대학교 객원교수 겸임,
도쿄의과대학병원 부병원장을 역임했다.

가와카미 마사노부 · 川上正舒

지치의과대학교 명예교수. 네리마히카리가오카병원 명예원장.
도쿄대학교 의학부를 졸업했다. 콜롬비아대학교, 록펠러대학교,
도쿄대학교 의학부 부속병원제3내과, 국립병원의료센터 임상연구부 연구실장,
지치의과대학 종합의학 제1조교, 오미야의료센터 동맥경화대사과 과장,
네리마히카리가오카병원 원장을 역임했다.
공저로《당뇨병 치료 생활습관의 비밀》이 있다.

마스다 이즈루 · 桝田　出

다케다병원 건강진단센터 소장. 다케다병원 그룹예방의학 EBM 센터장.
도쿄지케이카이의과대학교 의학부를 졸업했다. 도쿄지케이카이의과대학교
제3내과 조수, 교토대학교 의학부 제2내과의원, 교토대학교대학원 의학연구과
임상병태의과학 조수, JT교토센바이병원 내과부장, 히가시야마다케다병원 부원장을 역임했다.

가지야마 시즈오 · 梶山静夫

교토부립의과대학교 객원강사. 가지야마내과클리닉 원장.
교토부립의과대학교를 졸업하고 교토부립의과대학교 조수, 메이지침구대학 내과학교실 교수,
교토시립병원 당뇨병/대사내과 부장을 역임하고, 2004년 가지야마내과클리닉을 개업했다.
국내 출간 저서로《식사 순서 혁명》이 있다.

노세 히로시 · 能勢　博

신슈대학교대학원 의학연구과 특임교수.
교토부립의과대학교 의학부 의학과를 졸업했다. 교토부립의과대학교 조수,
제1생리학교실에서 근무했고, 미국 예일대학교 의학부 John B. Pierce 연구소에서 유학했다.
신슈대학교대학원 의학계연구과 질환예방의학계 전공 스포츠의학과 강좌교수를 역임했다.

옮긴이 **최려진**

한국외국어대학교 환경학과와 한국방송통신대학교 일본학과를 졸업했다. 행간을 옮기는 찰떡같은 표현을 찾는 일이 행복한 번역가. 옮긴 책으로 『영어는 3단어로』, 『유대인 영어 공부법』, 『꿈이 없다고 말하는 그대에게』, 『하루 10분 엄마 습관』, 『뇌는 왜 내편이 아닐까』, 『복지강국 스웨덴, 경쟁력의 비밀』, 『경제 예측 뇌』 등이 있다.

당뇨병 아는 만큼 고칠 수 있다

초판 1쇄 2024년 4월 30일
저자 오다와라 마사토 외
옮긴이 최려진
발행인 유성권
편집장 이재선
기획 유지인
마케팅 김호철, 최성규, 김진형, 정명한, 김모란,
노예련, 한태수, 김지현, 김채환
판형 152mm × 224mm
발행처 범문에듀케이션
서울시 양천구 목동서로 211 범문빌딩 (우) 07995
전화 02) 2654-5131 / **팩스** 02) 2652-1500
웹사이트 www.medicalplus.co.kr
등록 2011년 1월 3일 제 2011-000001호

ISBN 979-11-5943-435-8 (13510)